ESSAI

SUR

L'ANGINE DE POITRINE

PAR

J.-H.-D. VIGUIER

Docteur en médecine de la Faculté de Paris,
Aide-major stagiaire au Val-de-Grâce.

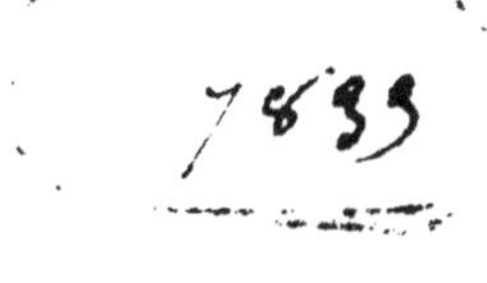

PARIS
IMPRIMERIE DE A. PARENT
IMPRIMEUR DE LA FACULTÉ DE MÉDECINE,
rue Monsieur-le-Prince, 31.

1873

A LA MÉMOIRE

DE MA MÈRE ET DE MA SOEUR

Regrets éternels.

A MON PÈRE

Inaltérable affection et profonde reconnaissance pour les nombreux sacrifices qu'il a faits pour moi.

A MA SŒUR.

Amitié fraternelle sans bornes.

A MON COUSIN Paul VIGUIER,

Pour vos bienfaits et vos bons conseils; vive et éternelle reconnaissance.

A MES MAITRES.

A M. PERRIER,

Médecin inspecteur du corps de santé militaire,

Daignez recevoir l'expression de ma gratitude pour votre bienveillance à mon égard.

A M. PETER,

Professeur-agrégé à la Faculté de médecine de Paris,

Veuillez recevoir mes remerciements pour vos bons conseils et votre gracieux accueil.

INTRODUCTION.

L'angine de poitrine est un sujet qui a été souvent traité et considéré à une foule de points de vue différents. Quelques auteurs allemands ont assigné à cette affection une origine rhumatismale, mais ils lui ont trop exclusivement attribué cette étiologie.

Deux observations que j'ai recueillies pendant la durée de mes études, et dont une a été prise sur moi-même, m'ont conduit à considérer l'angine de poitrine, non-seulement comme pouvant avoir pour étiologie une affection rhumatismale, mais comme en étant une forme, comme lui succédant par une sorte de métastase, sans en conclure néanmoins à la spécificité exclusive de cette étiologie.

J'étudierai dans ce travail, bien incomplet sans doute, l'angine de poitrine à ce point de vue particulier; c'est-à-dire que je l'envisagerai dans sa forme générale, en indiquant les modifications que lui imprime le rhumatisme.

Je ne me dissimule pas que la tâche que j'ai entreprise est au-dessus de mes forces, la rareté des observations, mon peu d'expérience et la difficulté du sujet me font espérer en l'indulgence de mes juges.

ESSAI

SUR

L'ANGINE DE POITRINE

HISTORIQUE.

L'angine de poitrine, ainsi nommée par Héberden (1768), en Angleterre, découverte par Rougnon, en France (1768, lettre à Lorry), a reçu différentes appellations suivant les auteurs et les points de vue où ils se plaçaient.

Sternalgie, pour Good; pneumonalgie, pneumogastralie pour Baumès; syncope angineuse pour Parry; sténocardie pour Bréra et l'École italienne; apneæa cardiaca pour Richardson, elle est considérée par Romberg comme l'hyperesthésie du plexus cardiaque; par Darwin et Elssner, comme un asthme convulsif douloureux. Enfin, Butter l'appelle goutte diaphragmatique; Schmidt, asthme arthritique; Sauvages, cardiagmus cordis sinistri, etc., etc.

Comme on le voit, ce ne sont pas les noms qui manquent pour définir cette affection, mais ces dénominations variées ont l'inconvénient de supposer une localisation et une étiologie particulières, différant au gré de chaque auteur. Je conserverai ici le nom consacré par l'usage, d'*angine de poitrine*, qui ne fait rien présumer quant au siége de l'affection, et évite les discussions prématurées sur son étiologie.

SYMPTÔMES.

La maladie débute subitement au milieu de la santé, indistinctement le jour ou la nuit, de préférence cependant durant cette dernière.

Le malade est brutalement atteint d'une douleur précordiale, angoissante, siégeant à gauche du sternum et s'irradiant dans le cou et l'épaule correspondante. La face pâlit, exprime l'angoisse et la terreur, et le malade éprouve « comme une pause des opérations de la nature. »

Quoique occupant généralement la région précordiale, la douleur n'a pas toujours ce siége d'élection. Laënnec l'a vue occuper la moitié droite de la région thoracique.

Tantôt elle traverse la poitrine, d'avant en arrière du sternum aux vertèbres dorsales, avec la sensation d'une épée traversant le thorax; tantôt elle affecte simultanément l'épaule et le bras gauche, ainsi que l'articulation temporo-maxillaire où elle produit une sorte de trismus.

D'autres fois, le malade éprouve une sensation de constriction, soit à la gorge, soit à la partie postérieure du cou. Fothergill a observé un malade chez lequel la douleur unissait les deux mamelons suivant une ligne transversale : je l'ai moi-même éprouvée; j'ai observé chez des malades une douleur qu'ils définissaient par la sensation d'une corde fortement serrée autour du tronc, suivant les insertions du diaphragme.

La douleur brachiale est constante; elle varie en intensité; elle va depuis l'épaule jusqu'au petit doigt de la main gauche, s'arrêtant soit au milieu du bras ou de l'avant-bras, soit au coude, ou bien allant jusqu'à l'extrémité du membre; d'autres fois, enfin, laissant des intervalles entre plusieurs points douloureux.

Cette douleur n'a pas généralement un caractère aigu : elle est sourde au contraire, et procure une sensation d'engourdissement.

Ces symptômes sont accompagnés d'une violente dyspnée qui offre néanmoins, suivant les accès, des différences dans son intensité. Tantôt le malade éprouve la sensation d'une suffocation imminente, tantôt il n'éprouve qu'un léger obstacle dans la respiration. Pourtant, dans les deux cas, les mouvements respiratoires se font normalement; quelquefois on remarque que les inspirations sont plus profondes et plus fréquentes. A ces troubles du côté des fonctions pulmonaires, il faut joindre les troubles cardiaques. Les mouvements du cœur sont altérés : précipités, violents, irréguliers au début de l'accès, ils deviennent vers la fin d'une extrême lenteur : le pouls est descendu chez moi dans des accès à 40 pulsations et chez un malade je l'ai vu s'élever à peine à 30.

Cette accélération initiale des battements cardiaques n'est pas constante; chez certains sujets on observe d'emblée le ralentissement des contractions du cœur.

Le pouls correspond généralement dans ses altérations à celles du cœur, il devient petit, inégal, intermittent. Certains auteurs (Wickmann, Jurine) l'ont au contraire trouvé rapide et même normal chez différents sujets.

C'est au moment où la lenteur du pouls se produit, que le malade est le plus tourmenté, il lui semble que la source de la vie va s'éteindre en lui, et cette angoisse, jointe à un énorme refroidissement des téguments et des extrémités, paraît lui présager une fin prochaine. Le corps est en même temps baigné par une sueur froide et visqueuse.

Les accès se terminent tantôt d'une façon brusque et rapide, tantôt par un amendement graduel des symptômes ci-dessus indiqués. Pour moi, vers la fin de l'attaque, au moment où il me semblait que le cœur allait s'arrêter, j'étais pris d'un tremblement convulsif général, accompagné de trismus, de perte de connaissance d'une durée de quelques secondes à peine, et après cette crise le cœur reprenait insensiblement son rhythme habituel.

D'autres fois, dans une intermittence, on éprouve la sensation d'un énorme gonflement du cœur, suivi d'un affaissement brusque, avec sensation de rupture et d'épanchement dans la cavité thoracique. Toutes ces impressions sont évidemment dues à un trouble de la sensibilité. J'ai remarqué que généralement l'intensité des perturbations cardiaques est en raison inverse des perturbations pulmonaires, c'est-à-dire de la dyspnée et des phénomènes s'y rattachant. Cela expliquerait la dissidence des auteurs, dissidence que nous avons signalée plus haut, sur l'état du pouls chez le malade. C'est sans doute alors que les accidents dyspnéiques prédominaient, que Wichmann et Jurine ont pu constater le peu d'altération et même l'état normal du pouls.

Souvent la crise est suivie de nausées, d'éructations gazeuses (Watson), de vomituritions glaireuses, ou alimentaires si c'est après le repas que l'accès est venu. Dans ce dernier cas les vomissements ont quelquefois fait avorter l'accès. Souvent la crise est suivie de selles copieuses, quelques malades éprouvent dans la vessie une sensation pénible avec un besoin irrésistible de miction (Lartigue). Les urines sont limpides, les réactifs n'y déterminent aucun précipité. M. Raige a vu se manifester de la strangurie.

L'intelligence est parfaitement conservée, et le malade peut très-bien apprécier la gravité de son état. L'accès laisse après lui un sentiment de lassitude plus ou moins intense, et sa durée est proportionnelle à la force de l'attaque.

La plupart des auteurs ont insisté surtout sur la spontanéité de l'attaque ; je me permettrai, soutenu par plusieurs médecins d'une opinion contraire, de dire que ce caractère n'existe pas toujours; et de préférence dans les accès qui succèdent aux premières atteintes de la maladie. Les malades que j'ai observés éprouvaient comme moi des symptômes précurseurs : bâillements, flatuosités stomacales, météorisme produit par les gaz intestinaux. Ces phénomènes peuvent avec raison être comparés à ceux de l'aura epileptica. La douleur du bras gauche apparaît souvent plusieurs heures avant l'accès, il existe quelquefois des contractures prémonitoires dans les membres. D'autres fois le cœur a des intermittences très-notables, accompagnées d'une douleur fulgurante ; enfin pour ma part, une espèce de frémissement cataire, s'irradiant dans les deux hypochondres et sensible à la main, m'a prévenu plusieurs fois de l'imminence de l'accès. Cette dernière sensation, que Blackwall a du reste mentionnée, est très-énervante pour le malade. Celui-ci, dans la période de cette aura, est d'une irritabilité excessive; le bruit de la chute d'un corps, d'une porte violemment fermée, la rencontre d'une personne antipathique, la moindre émotion morale ou le moindre ébranlement physique, en un mot, suffisent pour donner lieu à la manifestation de l'accès, qui n'attendait pour ainsi dire qu'une dernière impulsion.

La douleur peut s'étendre jusqu'aux membres inférieurs. Le malade est après l'accès comme brisé, courbaturé.

L'accès, dans les cas que nous avons observés, était terminé alors que les douleurs rhumatismales dont les malades étaient atteints, faisaient leur réapparition. Cette espèce de métastase a été constatée par plusieurs auteurs : Gintrac, Laënnec, citent le fait d'un homme chez lequel la terminaison de l'accès était annoncée par l'apparition d'un gonflement du testicule. Hoffmann cite un fait analogue; et enfin M. Axenfeld a pu constater la transformation d'un accès d'angine en une névralgie iléo-scrotale. Pour moi, j'ai pu faire avorter des accès, en rappelant dans les articulations les douleurs rhumatismales dont je souffrais comme symptômes précurseurs depuis quelques jours.

ÉTIOLOGIE.

L'âge et le sexe ont une grande influence sur cette affection; il est rare de rencontrer des accès d'angine de poitrine chez des personnes âgées de moins de

40 ans. On en a vu il est vrai survenir plus tôt, mais ces faits sont des exceptions. Ainsi Van Brander cite le cas d'un jeune homme de 21 ans; Mac Bride a vu survenir des accès à 17 ans et Desportes à 25; enfin Hamilton en a constaté chez une jeune fille de 11 ans (*Dictionnaire encyclopédique*).

Les femmes sont plus rarement atteintes que les hommes : sur 88 cas, John Forbes ne compte que 8 femmes; Lartigue, sur 67 individus atteints de cette affection, compte 60 hommes et 7 femmes seulement.

L'influence climatérique est encore une des causes occasionnelles ; elle est incontestable. L'Angleterre, l'Allemagne et les pays où règnent le froid et l'humidité, en offrent des statistiques plus nombreuses que les pays chauds, tels que l'Espagne et l'Italie.

Les professions calmes semblent y prédisposer; il est rare en effet d'observer des cas d'angine de poitrine dans les campagnes et chez les gens livrés à des travaux exigeant une certaine fatigue corporelle.

D'après le mémoire de MM. Beau et Gelineau, le tabac a souvent une grande part dans la production des accès. Ces auteurs citent une épidémie d'angine de poitrine à bord de la frégate *l'Embuscade*, où les matelots se livraient « avec rage » à l'usage immodéré du tabac.

Les lésions cardiaques (lésions valvulaires, aortiques, dégénérescence granulo-graisseuse, etc.), la suppression de certains flux (menstrues, pertes hémorrhoïdales, etc.) sont autant de causes déterminantes. L'état de plénitude de l'estomac, la production insolite de gaz dans ce viscère, l'abus des boissons alcooliques ou du coït, l'intempérance amènent parfois des accès.

Des efforts violents, la marche contre le vent, un

ébranlement moral peuvent les déterminer. Cette dernière cause a une influence manifeste sur le retour des accès : ainsi le seul fait de trop réfléchir à l'affection dont il est atteint peut quelquefois les occasionner chez le malade. Il m'est arrivé d'être obligé d'interrompre ce travail par suite de l'imminence d'une crise, résultat de la préoccupation que me causait mon affection.

On a considéré l'angine de poitrine comme une manifestation de l'hystérie et de l'épilepsie. Pour les Allemands l'angine de poitrine serait produite par la goutte dont elle ne serait qu'une manifestation et par suite serait comme elle soumise à l'hérédité. Pour d'autres les affections pulmonaires en seraient la source (Sabatier de Bédarieux) ; cette dernière opinion présentée par Laënnec lui a fourni sa division de l'angine en angine cardiaque et angine pulmonaire.

Quelques auteurs, ne pouvant trouver de lésions expliquant cette affection, ont attribué les accès d'angine à une idiosyncrasie particulière. Aussi Stokes cite un cas de ce genre qu'on ne pouvait rattacher à aucune lésion. Les cas de Diderot et de Hunter rentrent dans cette classe ; on sait que ces illustres malades ne présentèrent à l'autopsie rien qui pût expliquer les attaques de la maladie.

Les tumeurs des médiastins ou l'écoulement de pus dans ces cavités ont été compris dans l'étiologie de l'angine (Haygyark). Enfin le rhumatisme, suivant certains auteurs (Blackwall) et d'après les faits que j'ai pu observer, peut prendre aussi la forme angineuse.

ANATOMIE PATHOLOGIQUE.

Les autopsies d'individus morts d'angine de poitrine ne sont pas assez nombreuses pour que les résultats puissent se contrôler les uns par les autres. Outre que les malades atteints de cette affection, si variable, si multiple dans ses symptômes, dans sa marche et dans ses manifestations, n'encombrent point nos services hospitaliers, les nécropsies qu'on a pu en faire ont été pour la plupart négatives. et nulle lésion appréciable, des vaisseaux, du cœur et des nerfs, n'est venue expliquer à plusieurs reprises, d'une façon satisfaisante, expressive, ce cas pathologique. On doit toutefois reconnaître que les lésions du système circulatoire sont plus nombreuses et se rencontrent le plus souvent, et cela concurremment avec ce qu'on voit dans les nerfs ou les plexus nerveux, dans le territoire desquels se trouve l'organe central de la circulation. Les autres parties ne présentent rien à signaler, nous devons nous en tenir à peu près exclusivement à l'examen du système nerveux et du système circulatoire.

M. Lartigue, sur 33 cas, a trouvé 18 fois l'affection des artères coronaires du cœur. Ces lésions étaient caractérisées soit par une dégénérescence graisseuse de la membrane interne des artères, soit par une incrustation calcaire ou cartilagineuse.

Fothergill et Hunter citent un malade qui offrit à l'autopsie une décoloration de la substance charnue du cœur, et dans certains points des noyaux d'ossification différant en intensité depuis la structure du tissu ligamenteux jusqu'à celle du tissu osseux.

Gintrac a trouvé une dilatation de l'aorte avec la présence de foyers athéromateux.

M. Fonssagrives a observé chez un sujet la dilatation du ventricule droit.

Dans certains cas, on trouve sur le cadavre l'induration des ganglions lymphathiques du péricarde, ainsi que leur hypertrophie ; le péricarde lui-même est souvent induré et triplé dans son épaisseur; ces mêmes phénomènes ont été constatés dans la plèvre diaphragmatique (Ablart, thèse inaugurale, 1872).

Rougnon, dans une nécropsie, trouva l'ossification des cartilages costaux et en fit la cause pathogénique de l'angine de poitrine à laquelle le sujet avait succombé. Souvent coïncide avec les légions cardiaques une hypertrophie du foie, de la rate, des reins; mais ces altérations sont-elles dues à l'affection du cœur ou à l'angine?

M. Bucquoy, dans son traité des maladies de cœur, mentionne des lésions de l'orifice aortique et de l'aorte à son origine. En 1864, M. Lancereaux rapportait le résultat de l'autopsie d'un homme atteint *d'angor pectoris* et mort subitement dans une attaque. Il y avait lésion de l'aorte, le calibre des artères coronaires était tellement retréci, qu'elles admettaient à peine l'introduction d'un stylet. Une longue plaque saillante, composée de tissu conjonctif de nouvelle formation, se trouvait entre les deux orifices. On remarquait en même temps une excessive vascularisation sur la tunique externe de l'aorte, au niveau de ses rapports avec l'artère pulmonaire. Dans deux autres cas, M. Lancereaux constata de nouveau des lésions analogues de l'aorte avec épaississement de sa tunique interne ; l'orifice des artères coronaires était retréci. Il est tout naturel de penser que ces lésions devaient donner lieu à l'inflammation de l'aorte, à l'hypertrophie du cœur; et l'affection de ses artères coronaires, à sa dégénérescence granulo-graisseuse.

On a signalé dans des autopsies la double inflammation des tuniques interne et externe de l'aorte avec vascularisation intense de cette dernière et hyperémie s'étendant jusqu'au plexus cardiaque. En dernier lieu on a reconnu, mais plus rarement, des lésions du cœur siégeant aux valvules sigmoïdes de l'aorte, ou à la valvule mitrale; dans ce cas les valvules étaient soit sous le coup d'une altération athéromateuse, soit ratatinées, plissées et décolorées. Enfin citons la dégénérescence granulo-graisseuse et l'hypertrophie comme résultats des recherches dans différentes nécropsies.

Chez une femme de 52 ans M. Peter trouva des fausses membranes dans le péricarde, rattachant l'aorte au péricarde pariétal, lesquelles étaient le résultant évident d'une péricardite chronique. Sur toute l'aorte ascendante se trouvaient des plaques athéromateuses, surtout au niveau des courbures et de l'éperon. Les artères coronaires étaient athéromato-calcaires, le cœur chargé de graisse et le myocarde atteint de dégénérescence granulo-graisseuse.

Il résulte de toutes ces autopsies que le cœur, par ses altérations dans le myocarde, les artères coronaires, l'endocarde, et quelquefois le péricarde, entre pour beaucoup dans l'étiologie de l'angine de poitrine. Il en est de même pour l'aorte, dans son anévrysme, sa dilatation (Peter), son inflammation, ses altérations intrinsèques.

L'examen cadavérique a montré aussi des affections des nerfs; l'hyperémie qui se rencontre dans la première partie de l'aorte se propage souvent jusqu'au plexus cardiaque, probablement par contiguïté, et l'hyperplasie conjonctive qui se remarque quelquefois au même niveau s'étend parfois à toutes les parties environnantes.

Ainsi M. Lancereaux a trouvé entre les filets nerveux et les ganglions du plexus cardiaque de nombreux noyaux ronds en forme d'amas; les éléments tubuleux entre lesquels la prolifération s'était faite en même temps étaient comprimés par ces noyaux. La partie médullaire des éléments tubuleux était légèrement grisâtre et grenue; au sein du plexus cardiaque, il s'était fait une vascularisation exagérée.

Les nerfs cardiaques étaient enfouis dans une véritable gangue de tissu conjonctif, ils étaient remplis de va sseaux rampant en grand nombre dans le névrilème, et à l'examen microscopique, on voyait entre les tubes nerveux une prolifération conjonctive considérable, étranglant les tubes nerveux et leur donnant un aspect moniliforme. A l'intérieur, le cylinder axis avait disparu, et on ne constatait plus que la dégénérescence de la myéline et quelquefois son absence complète.

Il est important de constater que ces mêmes altérations ont été rencontrées dans les nerfs phréniques, ce qui peut expliquer certains symptômes (Peter).

On a encore constaté des adhérences du péricarde au diaphragme et au cœur, qui englobaient le phrénique et le plexus cardiaque. Rien n'a encore été dit sur les nerfs vagues, jusqu'ici les auteurs n'ont mentionné aucune altération au point de vue que je viens d'examiner, et n'ayant pas eu moi-même l'occasion de faire des recherches en ce sens, je ne puis rien apporter de nouveau dans cette étude. Du reste ces dernières altérations sont fort difficiles à constater en l'état de la science, qui nous permet à peine de reconnaître les modifications pathologiques que peut subir la structure intime des nerfs viscéraux.

Enfin il est des cas, bien constatés (Desportes, Bouchut, Carron), dans lesquels on ne trouve aucune lésion appréciable, quel que soit l'organe que l'on examine.

PHYSIOLOGIE PATHOLOGIQUE.

Depuis Rougnon, qui donnait pour étiologie à l'angine de poitrine l'ossification des cartilages costaux, et expliquait la dyspnée par l'impossibilité de l'ampliation de la cage thoracique, jusqu'à nos jours; un grand nombre de théories ont été émises : nous allons les indiquer successivement.

En premier lieu, la théorie qui apparaît est celle qui cherche à faire correspondre un effet à une cause, une lésion à un symptôme, qui cherche une cause appréciable, tangible, de l'angine de poitrine. Dans les autopsies que l'on fit alors, on trouva le plus souvent des lésions cardiaques ou aortiques ; immédiatement toutes les maladies du cœur furent accusées de produire cette affection, ce fut la théorie admise primitivement par les médecins anglais (Wall, Fothergill, Smith, Hamilton, Mac Bride, etc.). Plus tard, Jenner et Parry, tout en admettant cette étiologie, préconisèrent mieux le siége de la lésion, et le placèrent dans les artères coronaires du cœur. Cette opinion fut soutenue par Kreysig, Frank en Allemagne et Dance en France. « Le cœur, disaient-ils, par suite de l'altération des artères coronaires, subit des troubles de nutrition qui amènent sa parésie, de là angine de poitrine, dyspnée, expliquée par l'état défectueux de la circulation pulmonaire, etc. »

Latham, Stokes, quelque temps après, reconnurent la nature nerveuse de l'affection, et définirent l'angine de poitrine « une affection nerveuse qui dépend toujours d'une lésion, soit cardiaque, soit aortique. »

En Allemagne, les médecins expliquèrent l'angine de poitrine, en la considérant comme une manifestation de la goutte (Elssner, Schœffer, Stock, Smidht, Bergius).

Mais les goutteux ont généralement le cœur ou l'aorte frappés d'inflammation; cela revenait à l'étiologie d'une lésion cardiaque ou aortique, et dans les cas où l'autopsie n'a montré aucune lésion, ils l'ont appelée goutte remontée, goutte diaphragmatique (Butter). A la même époque, Blackwall, en Angleterre, la considérait à juste titre, à mon avis, comme se rattachant à la diathèse rhumatismale. Aujourd'hui la goutte et le rhumatisme sont reconnus comme pouvant être la cause d'une manifestation d'accès d'angine. Ces affections, comme du reste toutes les affections inflammatoires, détruisant les épithéliums des muqueuses, déjà malades chez les goutteux et les rhumatisants, il s'ensuit une inflammation des tuniques de l'aorte, d'où aortite. Nous verrons plus loin comment une aortite entraîne les phénomènes nerveux que l'on observe dans l'angor pectoris.

Le tabagisme agirait, suivant M. Beau, par le même mécanisme.

En Italie, Bréra et son école considérèrent l'angine comme liée à une affection du foie. L'hypertrophie de ce viscère, gênant la circulation cardiaque, produirait des accès.

Cette opinion a été depuis longtemps abandonnée, même par son auteur; du reste elle prend l'effet pour la cause, car généralement l'hypertrophie du foie ou sa cirrhose se rattachent plutôt à une affection cardiaque, à l'angine de poitrine, par exemple, qu'elle n'en est la cause productrice.

Toutes ces manières de voir étaient la conséquence d'une application forcée des lésions trouvées sur le cadavre à l'étiologie de l'affection. Mais des autopsies négatives vinrent mettre à néant toutes ces théories. Pour expliquer ces faits, il fallut diviser l'angine de poitrine en idiopathique et symptomatique. De plus, comment des individus, atteints d'affections cardiaques, étaient-ils les uns sous le coup des accès d'angine, tandis qu'à côté, d'autres malades, à égalité de lésions cardiaques, avaient-ils sous ce rapport la plus parfaite immunité? On invoque alors l'idiosyncrasie chez certains sujets. Nous reviendrons sur ce point de vue.

Cependant le caractère essentiellement nerveux de l'angine de poitrine, remarqué par Latham et Stokes, seulement indiqué par eux, fut plus spécialement étudié par Laënnec, qui l'appela une névralgie du cœur; les Allemands, sans même faire à Laënnec l'honneur d'une citation, s'emparèrent de son idée et en firent une névralgie du plexus cardiaque.

Le siége de cette névralgie et le mécanisme de sa production, sont encore aujourd'hui des sujets de dissidence entre les différents auteurs.

Beau en fait une simple attaque d'asystolie intermittente, développée par une névralgie cardiaque. Nous verrons plus loin les différences qui séparent cette dernière affection de l'angine de poitrine.

Virchow et Quain en ont fait la conséquence d'une embolie des artères coronaires, opinion combattue par Panum (de Kiel) ou d'une dégénérescence graisseuse du cœur. Mais cette dernière affection peut elle-même être le résultat de l'angine de poitrine. Le cœur, troublé par elle dans ses fonctions de nutrition, se chargera du tissu de la plus facile production, c'est-à-dire, du tissu granulo-graisseux.

Quand l'idée de névrose, névralgie, fut émise, elle trouva de nombreux défenseurs. L'alternance de l'angor pectoris avec d'autres névralgies, constatée par les observations de Téallier et de Capelle, confirma cette manière de voir.

Piorry en fit une névralgie thoraco-brachiale, M. Cahen une névralgie brachiale ou intercostale, s'irradiant au grand sympathique et déterminant une congestion des viscères et du cœur, ce serait une névrose qu'il place dans la classe des névroses appelées par lui vaso-motrices. Ce serait par action réflexe que cela aurait lieu.

Enfin Duchek, Bamberger, Freidrick, etc., reprenant l'idée de Laënnec, y virent une névralgie des plexus cardiaques. Ces plexus émanant de deux ordres de nerfs, il est évident que la formule manque de netteté. Ces plexus sont formés par le grand sympathique et le pneumogastrique. Weber dans ses expériences sur ces deux ordres de nerfs a constaté l'accélération produite sur les mouvements du cœur par l'action prédominante du sympathique, et l'inverse dans la prédominance du pneumogastrique.

L'angine de poitrine serait donc due soit à l'épuisement de l'influx nerveux du sympathique, soit à l'hyperesthésie du pneumogastrique. Pour cet auteur et pour la généralité des médecins de notre époque, l'angine de poitrine serait due à un trouble du côté du pneumogastrique, à une névrose, une hyperesthésie de ce nerf.

On a fait plusieurs objections à cette théorie.

Comment expliquer les palpitations initiales pendant l'accès et précédant le ralentissement des battements cardiaques ? Le sympathique, dit-on, prédominant par le nombre de ses filets nerveux dans le plexus cardiaque, agirait d'abord ; mais ensuite, soumis à *un* épuisement nerveux, il laisserait le pneumogastrique livré à l'exagération de son action modératrice. Cette théorie est très-ingénieuse, mais la physiologie a-t-elle démontré ces révolutions dans le fonctionnement de ces nerfs ? On a discuté sur la question de savoir si ces troubles étaient le résultat d'une action centrifuge ou centripète, c'est-à-dire, si l'action nerveuse procurant l'accès débutait par les filets nerveux du sympathique, sous l'influence d'une émotion morale par exemple, et se transmettait par action réflexe au pneumogastrique, ou si elle se transmettait par les anastomoses que ces nerfs ont entre eux.

Une névralgie est centripète, c'est-à-dire, transmet aux centres nerveux les excitations des extrémités terminales. Si l'action perturbatrice de l'influx nerveux se transmettait du sympathique par l'intermédiaire de la moelle, c'est au bulbe où le pneumogastrique prend naissance que cette action se ferait sentir : d'où excitation bulbaire; et dans ce cas on a remarqué l'arrêt des fonctions pulmonaires au moment de l'inspiration. Or cela n'existe pas dans l'angine de poitrine où les mouvements respiratoires sont conservés, il n'y a donc pas d'action réflexe, et si le sympathique communique son état de perversion de fonction au pneumogastrique, c'est donc par les anastomoses.

On a encore fait une autre objection à la théorie attribuant l'angine de poitrine à la névrose du pneumogastrique seul. L'excitation du nerf élevée à un certain degré et continuée pendant un certain temps, fait d'abord arrêter le cœur, puis lui communique de l'accélération.

On ne peut tuer un chien par l'excitation seule de son nerf vague; comment expliquer la mort dans l'angine de poitrine par l'influence de ce seul nerf? D'autres nerfs doivent donc entrer dans l'action perturbatrice, et la résultante de leurs troubles respectifs est l'accès avec ces différents symptômes parmi lesquels certains prédominent suivant que tel ou tel nerf est plus atteint. Néanmoins l'altération du nerf vague explique parfaitement, presque à elle seule, la plupart des symptômes, les troubles gastriques, la constriction laryngée, le sentiment de suffocation, etc., que l'on a observés.

Dernièrement on a fait entrer le nerf phrénique dans la production des accès ; il concourrait, lui aussi, pour sa part dans les troubles nerveux qui se manifestent. M. Andral, dans une péricardite, trouva un ensemble de symptômes présentant plusieurs points d'analogie avec ceux qui ont été regardés comme appartenant à l'angine de poitrine, douleur du bras, précordiale, palpitations, etc.; à l'autopsie le nerf phrénique était atteint, par voisinage, par l'inflammation de la séreuse, et cette inflammation était propagée aux nerfs du plexus cardiaque. M. Peter, rapprochant ce fait de ce qui s'observe dans l'angine de poitrine, a étudié l'influence du phrénique dans cette affection. Pour lui la douleur du coude, de l'épaule, viendrait du phrénique comme dans la colique hépatique, la péricardite, la pleurésie diaphragmatique; la dyspnée serait produite par le phrénique. De là, trois formes, d'après lui, d'accès d'angine de poitrine: 1° accidents dyspéniques correspondant à la prédominance de l'altération du phrénique; 2° accidents cardiaques prédominants quand l'altération porte surtout sur le pneumogastrique; 3° prédominance des accidents généraux lorsque le grand sympathique est le plus altéré.

Une autre opinion rapporte les accès d'angine à une douleur cardiaque vive ou à un ébranlement pouvant y être assimilé. Ainsi s'exprime M. Claude Bernard: « La douleur peut elle-même produire un arrêt du cœur, comme les mouvements et les paralysies que l'on peut constater dans les intestins dans certaines affections. Cette influence de la sensibilité sur les mouvements du cœur est un fait important à connaître: il est telle circonstance dans laquelle elle peut être une cause de mort. Qu'on prenne par exemple un animal affaibli par l'abstinence, par une perte de sang quelconque: l'arrêt du cœur, conséquence d'une sensation douloureuse, peut être chez-lui définitif. » C'est ainsi que peut se produire la syncope dans l'angine de poitrine, soit par une douleur vive cardiaque, soit par un ébranlement moral, qui influe sur la marche du cœur.

Les expériences de Krieshaber sont concluantes à cet égard : une goutte de chloroforme sur la pituitaire d'un animal arrête chez lui instantanément les mouvements du cœur; une sensation vive sur le nerf nasal produit le même effet (Paul Bert). Ce mécanisme de la production des accès peut être admis dans le cas d'une lésion préexistante prédisposant le malade, la douleur ne serait que la cause occasionnelle.

Trousseau, avons-nous dit, fait de l'attaque d'angine de poitrine une manifestation de l'hystérie et de l'épilepsie. L'hystérie peut prendre toutes les formes, il n'est pas étonnant qu'elle affecte quelquefois celle de l'angor pectoris. Quant à l'épilepsie, il y a lieu à discussion. En effet, dans tous les cas mortels qu'a cités Trousseau, il a été trouvé, à l'autopsie, des lésions soit cardiaques, soit aortiques. Les fonctions du cœur étaient donc altérées, et par suite il pouvait y avoir des troubles de la circulation bulbaire, d'où attaques convulsives épileptiformes. Du reste on peut quelquefois se laisser induire en erreur, à cause de la difficulté du diagnostic : souvent dans l'épilepsie les attaques ont pour *aura epileptica* de la sternalgie inférieure aux insertions du diaphragme, entre les deux scalènes sur le phrénique; souvent il y a douleur brachiale et digitale; mais à l'encontre de ce qui arrive dans l'angine de poitrine, à moins de terminaison fatale, il y a perte de connaissance, l'épileptique n'a pas conscience de son accès, tandis que le malade atteint d'angine le subit tout entier. Pas de troubles intellectuels dans ce dernier cas, réveil dans la nuit par l'accès, ce qui manque chez l'épileptique, dont la mort arrive par asphyxie, tandis que dans l'angine de poitrine la mort est le résultat d'une syncope. Enfin il existe dans la plupart des cas des signes pathognomoniques de ces deux affections.

Enfin pour M. Peter, voici quel serait le mécanisme de la production de l'angine de poitrine :

1° Dans le cas de lésions.

Le plexus cardiaque est atteint ainsi que le phrénique ; mais ces altérations viennent nécessairement d'une aortite (aortite des fumeurs, de l'alcoolisme, des rhumatisants, des goutteux, etc.), dont l'inflammation se propageant amène une péricardite, laquelle à son tour produit une névrite diaphragmatique par altération du phrénique, et enfin l'altération des plexus cardiaques. M. Peter appelait cette forme *névrite cardiaque exacerbante*.

2° Dans le cas d'absence de lésions.

« C'est alors la véritable névralgie cardiaque : ainsi les névropathiques, les hystériques, les malades affectés d'irritation spinale, éprouvent souvent des douleurs dans la poitrine, au sternum avec irradiations dans l'épaule, le bras, etc. Mais la mort n'est jamais le dénouement de ces brusques attaques qui surviennent souvent sous l'influence d'un vif chagrin, d'une émotion violente. »

Voici du reste le tableau de M. Peter dans lequel sont indiqués les caractères différentiels de ces deux cas :

ANGINE DE POITRINE NÉVRITIQUE.	ANGINE DE POITRINE NÉVRALGIQUE.
1° Maladie survenant surtout dans la vieillesse et la vieillesse anticipée (alcoolisme, tabagisme, chronique, etc.). Dans les diathèses accompagnées de l'usure précoce	1° Maladies de la jeunesse, pouvant survenir chez les hystériques, les névropathiques, les hypochondriaques, à la suite d'abus de tabac.

des épithéliums (goutte, rhumatisme, scrofule).	
2° Altération de l'aorte (aortite, athéromes artériels, dilatation, anévrysmes de l'aorte) donnant lieu à l'inflammation du péricarde périaortique, des nerfs du plexus cardiaque (névrite cardiaque).	2° Pas d'altérations aortiques (névralgie cardiaque).
3° Le plexus est souvent atteint, par suite de la propagation de la phlegmasie, du plexus cardiaque aux nerfs diaphragmatiques, symptômes communs de névrite cardiaque et phrénique.	3° Retentissement du côté du nerf phrénique et absence de douleurs aux insertions diaphragmatiques.
4° Douleurs sourdes et continues dans les nerfs atteints pendant l'intervalle des accès.	4° Absence de douleur dans l'intervalle des attaques.
5° Affection grave se terminant le plus souvent par la mort.	5° Affection ordinairement de peu de gravité se terminant par la guérison.
6° Traitement de l'inflammation par les émissions sanguines et les révulsifs locaux.	6° Traitement de la névrose par les injections sous-cutanées de morphine, les antispasmodiques les stimulants diffusibles.

On a opposé à cette théorie les objections suivantes :

1° Comment une névrite cardiaque, lésion constante, produit-elle des accidents intermittents? Cette objection ne tient pas devant l'examen de plusieurs affections à lésions constantes, les tumeurs cérébrales par exemple, dont les manifestations affectent le caractère intermittent.

2° Chez des vieillards dont les vaisseaux sont athéromateux, comment n'y a-t-il pas d'angine de poitrine?

C'est que dans ces cas l'athérome n'ayant pas gagné la tunique externe n'a pu se propager au plexus cardiaque.

Enfin d'après la théorie de M. Peter que nous venons d'expliquer plus haut, on comprend que le point de départ de l'attaque puisse être cardiaque, respiratoire ou gastrique.

Quant à l'influence de l'idiosyncrasie dans la névralgie cardiaque, elle est incontestable, et la science compte des cas nombreux où l'angine de poitrine n'avait pas d'autre étiologie.

Ainsi M. Peter, dans ses cliniques sur l'angine de poitrine (*Gazette des hôpitaux*, 1850), cite le cas d'une jeune dame chez laquelle la suppression ou l'irrégularité des menstrues amenaient un accès. Stockes, dans son *Traité des maladies de cœur*, rapporte le fait d'un sujet chez lequel la moindre émotion morale, la rencontre imprévue d'un ami produisaient le même effet.

Krieshaber dans son *Traité de la névropathie cérébro-cardiaque* assigne à cette affection certains caractères qui, dans des cas définis, pourraient faire croire à un accès d'angine. Mais chez les malades atteints de la névropathie cérébro-cardiaque, l'angine de poitrine n'est qu'une des formes que prend cette affection ; il y a en dehors de l'attaque des troubles constants, sensation de vide dans la tête, vertiges, quelquefois paralysie, hallucinations, etc., qui n'existent pas chez les individus sous le coup de l'angor pectoris. La première de ces affections est remplacée momentanément par une autre névrose, l'angine, comme on remarque tous les jours l'alternance de certaines névralgies. Pour moi, la théorie qui me satisferait le plus serait celle de M. Peter. D'une part, les observations que j'ai recueillies se trouvent en parfait accord avec elle, et au point de vue clinique, c'est celle qui peut le mieux mettre sur la voie du traitement à suivre et des mesures hygiéniques à prendre.

DIAGNOSTIC.

Le diagnostic de l'angine de poitrine offre une certaine difficulté. En effet la douleur sternale du bras gauche, les troubles cardiaques, la dyspnée, etc., existent dans beaucoup d'autres affections. Nous allons examiner les caractères pathognomoniques des maladies avec lesquelles on peut la confondre et nous tâcherons d'en faire ressortir les caractères différentiels. L'absence de la douleur sternale, ainsi que des irradiations cervico-brachiales, le caractère spécial de la dyspnée, qui est alors réelle, feront reconnaître un asthmatique. Du reste à l'auscultation on entend dans ce dernier cas des râles sibilants et ronflants caractéristiques ; la face au lieu d'être pâle est livide et cyanosée, elle présente les caractères de l'asphyxie.

Pour ce qui est des névralgies dorso-intercostales, le trajet suivi par la douleur, les résultats fournis par la pression sur les points d'émergence des rameaux perforants, la longue durée des accès, l'absence de constriction thoracique et d'angoisse, tels sont les signes qui préviendront la confusion.

M. Piorry a confondu avec l'angine de poitrine la névralgie brachio-thoracique ; dans ce dernier cas on n'observera pas la douleur sternale, la dyspnée et les troubles cardiaques. Celle des plexus solaires qui mérite d'en être rapprochée à cause des qualités de la douleur, des irradiations périphériques, s'en distingue nettement par son siége qui est au creux épigastrique.

L'hystérie prend quelquefois le caractère angineux, ce qui a fait dire à M. Lartigue qu'il existait une pseudo-angine. L'examen de la malade, ses antécédents, les troubles hystériques précédents, mettront sur la voie du diagnostic.

Quant à l'épilepsie nous avons vu plus haut quels en étaient les caractères différentiels.

M. Beau a fait de l'angine de poitrine une attaque d'asystolie intermittente, et cependant les caractères de l'attaque d'asystolie sont bien tranchés. Jamais on ne trouve dans l'accès d'angine la face gonflée ou bouffie, les yeux saillants, les paupières œdématiées, la teinte livide violacée des lèvres, l'œdème, l'anasarque, etc., qui sont les signes pathognomoniques de cette dernière affection. La péricardite aiguë pourrait être confondue au début avec l'angine de poitrine; on trouve en effet dans ce cas la dyspnée, la douleur brachiale gauche et thoracique gauche, mais l'auscultation et la durée des symptômes feront éviter toute erreur. Quand il y a complication de pleurésie diaphragmatique, de lipothymie, de syncope, le diagnostic devient plus difficile. C'est surtout dans les exacerbations d'une péricardite chronique qu'il y a danger de faire erreur; l'auscultation permettra encore de rectifier le diagnostic, et puis du reste ces exacerbations de la péricardite chronique peuvent très-bien consister en des accès d'angine de poitrine.

Enfin les caractères bien tranchés des affections pulmonaires, de la pleurésie diaphragmatique, de l'hépatite, dans lesquelles on peut rencontrer des irradiations douloureuses vers le sternum, ne permettent pas de faire une erreur de diagnostic.

Les douleurs thoraciques si fréquentes chez les individus atteints de lésions du cœur pourraient en imposer au premier abord pour une véritable angine de poitrine, d'autant mieux que ces douleurs sont souvent accompagnées de sensations douloureuses dans le cou et les membres inférieurs. Mais ces douleurs, qui ne sont autre chose que des névralgies symptomatiques de l'affection du cœur, sont exaspérées par la pression exercée sur certains points déterminés, et quelque intenses qu'elles soient, elles ne sont pas accompagnées de l'angoisse caractéristique.

Etant écartées les erreurs de diagnostic, il s'agit pour nous de savoir si nous nous trouvons en présence d'une angine de poitrine liée à des lésions, d'une *névrite cardiaque*, ou si nous n'avons affaire qu'à une névrose, à une *névralgie cardiaque*.

L'auscultation et la percussion permettent généralement d'apprécier, d'une façon assez inexacte il est vrai, les changements survenus dans le volume du cœur, de l'aorte, etc. Mais souvent un léger accroissement peut passer inaperçu, et cependant il est la cause d'une *névrite cardiaque* que l'on pourrait confondre avec une *névralgie cardiaque*. Il importe au point de vue du traitement de savoir au juste à quel cas on a affaire.

Pour cela M. Peter a imaginé un petit instrument, appelé par lui plessigraphe, fort ingénieux, et au moyen duquel il est arrivé de dessiner, à *un millimètre* près, la forme du cœur et de l'aorte. Des expériences qu'il a faites sur le cadavre sont concluantes à cet égard.

En piquant avec des épingles les points marqués par le plessigraphe et les enfonçant dans le thorax, à l'ouverture on pouvait constater l'exactitude des données de l'instrument.

« Dans le plessigraphe (1), le Dr Peter a cherché à réunir le crayon dermographique à un plessimètre d'une forme allongée. Cet instrument (voir la planche

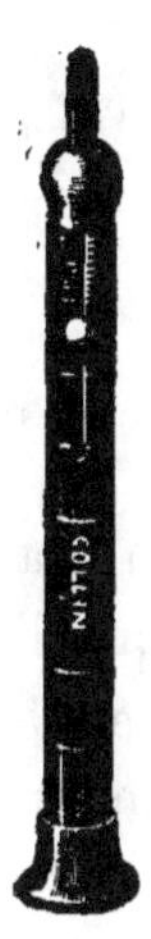

ci-jointe) n'est autre qu'un porte-crayon en ébène, semblable à ceux que l'on fait en argent pour les porte-feuilles, où, grâce à une coulisse, le crayon sort et rentre à volonté ; il est long de 0^m, 10 à 0^m, 12 ; son diamètre est près de 0^m,01, l'extrémité thoracique est celle qui laisse sortir le crayon, l'autre est en forme de cachet. Il porte suivant sa longueur une échelle graduée en centimètres; le crayon est un petit cylindre en liége charbonné.

« Pour percuter on place l'instrument verticalement et l'on frappe sur l'extrémité renflée ; à la moindre nuance de sonorité, sans mouvoir l'instrument, on

(1) Chez Charrière.

pousse le bouton moteur du crayon, qui fait saillie et marque une trace.

« Piorry juge que c'est là un instrument assez difficile à bien fixer verticalement et à maintenir immobile, et, de plus, douloureux, par cela qu'il appuie à la manière d'une pointe, sur une surface très-limitée. Ces reproches sont exagérés, et nous estimons pour nous que le plessigraphe du Dr Peter, peut-être délicat à manier, donne des résultats excellents. » (Jeannel, thèse inaugurale, 1873).

PRONOSTIC.

On comprend combien la sévérité du pronostic de poitrine varie, suivant que l'on a affaire à une névrite cardiaque ou à une névralgie.

Quand on se trouve en présence d'une névrite cardiaque, le pronostic sera très-grave, cependant il ne faudra rien négliger pour soulager le malade, car on a vu quelquefois, rarement il est vrai, des guérisons complètes de l'angine de poitrine, par suite de l'accroissement de la lésion cardiaque ou aortique, cause des abcès. On a des exemples de malades chez lesquels l'angine de poitrine n'a été qu'une période symptomatique d'une affection cardiaque, laquelle abandonnait après, dans son évolution, ce caractère insolite de manifestation (Gintrac). Il importe, au point de vue du pronostic, de tenir compte de la fréquence et de l'enchaînement des accès. D'après Desportes, les accès rapprochés, tout en altérant rapidement la constitution, sont moins graves que les attaques séparées par un long intervalle; dans les cas de ce genre, il n'est pas rare que le troisième ou le quatrième accès soit mortel.

On a signalé, comme raison de diagnostic défavorable, l'intensité des irradiations douloureuses : si, par exemple, la douleur qui n'avait jamais dépassé le coude vient à se propager jusqu'aux doigts, on doit craindre la mort, soit pour l'accès actuel, soit pour le suivant. S'il survient des vomissements, l'imminence du péril, d'après Desportes, serait beaucoup plus grande. Lorsque la maladie se termine par la mort, celle-ci est le plus souvent subite : un relevé de Forbes nous montre que, sur 64 individus atteints d'angine, 49 sont morts subitement.

D'autres auteurs, Wichmann entre autres, pensent que la mort n'a lieu que dans l'intervalle des accès, et non durant l'accès même.

Outre que des observations viennent infirmer cette manière de voir, il nous semble que les morts subites en dehors des accès ordinaires, ne sont autre chose que le résultat d'un accès foudroyant, dont la violence exceptionnelle explique à la fois l'absence des symptômes ordinaires et la rapidité de la mort.

Le pronostic a une bien moins grande gravité dans le cas d'une angine de poitrine idiopathique, c'est-à-dire d'une névralgie cardiaque. Ainsi les accès symptomatiques de l'hystérie, des névropathes, des fumeurs, n'entraînent pas la même déduction pronostique ; on n'aura pas à redouter la mort subite dans un avenir plus ou moins rapproché, au même titre que pour l'angine de poitrine symptomatique d'une lésion cardiaque ou aortique ; c'est à peine si l'on mentionne deux ou trois autopsies de mort subite par cette affection, sans lésions appréciables, et encore dans ces cas on n'a pas fait l'examen approfondi et microscopique de l'état du muscle cardiaque.

Le rhumatisme, même sans lésions cardiaques encore apparentes, augmentera la sévérité du pronostic ; car si pour l'instant, dans ses manifestations à forme angineuse, il peut entrer dans la classe des névralgies cardiaques, il est probable que plus tard l'affection se changera en névrite.

Cette affection influe beaucoup sur le moral des malades ; ils sont en effet toujours dans la préoccupation que leur occasionne la crainte d'un nouvel accès, et on a vu des exemples d'individus préférant mettre un terme à leurs jours, que de continuer une existence rendue intolérable par l'angoisse et la terreur. Le médecin devra donc autant que possible surveiller l'état moral du malade et lui cacher la gravité de sa situation.

TRAITEMENT.

De même que le pronostic, le traitement doit varier suivant que l'on aura affaire à une névrite cardiaque ou à une névralgie.

Néanmoins le traitement dans les deux cas doit être divisé en traitement de l'attaque, qui sera à peu près le même dans les deux cas, et le traitement de l'affection en dehors des accès. Le traitement variera encore suivant le caractère de l'attaque, selon que l'élément dyspnée ou l'élément lipothymie prédominera.

Dans le cas où la dyspnée est intense, les ventouses sèches ou scarifiées, les frictions violentes sur la poitrine ou le dos, l'électricité (Duchenne de Boulogne). Dans le cas de névralgie cardiaque, on pourra employer l'éther, les inhalations de chloroforme, les injections à la morphine, mais ces derniers moyens devront être bannis dans le cas d'une névrite cardiaque, car on sait qu'ils peuvent déterminer un état syncopal, et la syncope est l'accident le plus redoutable qui puisse se manifester chez un individu atteint d'angine de poitrine. On emploiera encore avec succès le marteau de Mayor, la vésication rapide de la région précordiale au moyen de l'ammoniaque.

Quand l'accès est caractérisé par des troubles cardiaques, par du refroidissement, généralement alors la dyspnée est insignifiante; on donnera alors les stimulants diffusibles ; je me suis très-bien trouvé, dans des accès affectant ce type, de l'acétate d'ammoniaque à la dose de 6 ou 8 grammes que m'ordonnait M. le professeur Colin. On entourera, si le refroidissement est considérable, le malade de sacs de sable chaud, on le réchauffera par tous les moyens : frictions, fumigations, boissons chaudes légèrement stimulantes, *à l'exception du thé et du café*.

Les sangsues appliquées sur le thorax et les ventouses scarifiées ont produit quelquefois de bons résultats ; mais il ne faut pas en abuser, car généralement les malades atteints d'angine de poitrine ne sont pas dans un état de pléthore, ils sont au contraire généralement anémiés; une perte de sang ne peut donc dans certains cas que surexciter l'état nerveux du malade et par suite être formellement contre-indiquée. On a employé l'atropine en injection sous la région sternale. M. Trousseau a obtenu de bons résultats par l'emploi de frictions avec le datura stramonium. En un mot, tous les dérivatifs et les antispasmodiques peuvent trouver leur emploi, ainsi que les stimulants diffusibles; c'est au médecin à diagnostiquer l'usage opportun d'une de ces trois classes de médicaments. Lorsque la maladie est déterminée par une métastase goutteuse ou rhumatismale, il convient de faire une juste application de la médecine analytique.

On s'adressera en un mot à l'état général du malade. On traitera l'épilepsie, la goutte, le rhumatisme, si l'on présume que ces affections sont les causes accidentelles des accès d'angine.

2° En dehors de l'attaque, le malade doit subir un traitement préventif et être soumis à certaines règles hygiéniques.

Bretonneau a employé le bicarbonate de soude, soit seul, soit associé à la belladone.

Wichmann, Jurine ont prescrit la poudre de valériane, l'asa fœtida; Johnston, le camphre, l'extrait de ciguë; Perkins, le sulfate de zinc. Le Dr Munck a obtenu deux guérisons à l'aide du soufre : l'arsenic paraît avoir réussi, néanmoins je n'ai pas eu à me louer de son emploi. Cependant, MM. Desgranges et Cahen citent des faits de guérison par ce moyen curatif.

L'eau de laurier-cerise, le cyanure de potassium, l'aconit et surtout le bromure de potassium, devront être employés. Le bromure de potassium, associé à la belladone, sont les médicaments dont l'usage m'a été et m'est encore le plus efficace. On sait combien l'état anémique est favorable au développement des névralgies; il ne faudra donc jamais négliger ce côté du diagnostic, et la médication ferrugineuse adressée, non à la maladie elle-même, mais à la condition qui la produit, sera extrêmement utile.

Un des meilleurs moyens de modifier l'état nerveux

est l'hydrothérapie; mais bien des malades ne peuvent supporter ce traitement : pour ma part, j'hésiterai à le prescrire à des rhumatisants ou à des individus atteints d'affections cardiaques. A défaut, on peut conseiller des bains sulfureux d'une vingtaine de minutes.

Tous les moyens que nous venons de citer seront employés utilement dans le cas de névralgie cardiaque.

Quand on sera en présence de névrites, on se contentera de traiter l'affection cardiaque; on emploiera la digitale, etc.; on prescrira, en un mot, le traitement des affections du cœur, dont nous ne nous occuperons pas comme n'entrant pas dans notre sujet.

Les règles hygiéniques sont les mêmes dans les deux cas. M. Peter, dans ses cliniques, les définissait ainsi : Ni caféisme, ni théisme, ni alcoolisme, ni tabagisme. Jurine les a formulées dans un chapitre dont nous extrayons les préceptes suivants : « Les malades devront vivre à la campagne pour se soustraire aux soucis des affaires; habiter un rez-de-chaussée, pourvu qu'il ne soit pas humide; faire de petites promenades à pied et même en voiture; se vêtir chaudement. Ils feront chaque jour trois repas peu copieux, avec de la viande, des végétaux et une petite quantité de vin. Ils renonceront à tout commerce avec le sexe, et seront mis à l'abri des émotions morales qui influent d'une manière si puissante sur le retour des accès. »

Telles sont les règles hygiéniques que devraient suivre les malades atteints d'angine de poitrine : il est cependant certaines conditions et des nécessités qui empêchent leur observation; de plus, certains malades préfèrent profiter de ce qu'ils appellent *leur reste*, à une vie toute de ménagements et de claustration relative.

C'est au médecin à user de son influence pour obtenir de son malade le plus d'obéissance possible au traitement et aux règles hygiéniques qu'il aura prescrits.

OBSERVATION I (personnelle).

Mademoiselle Marie R..., rentière, âgée de 23 ans, tempérament lymphatico-nerveux, née à Nîmes (Gard), de parents malingres, mais sans antécédents morbides, tomba subitement malade à la suite d'une imprudence qu'elle avait commise. Au mois d'août de l'an dernier elle se tint pendant un certain temps dans un endroit humide dit Capitella, servant à entreposer les raisins. Quand elle y pénétra elle était couverte de sueur, et en sortant elle accusa un sentiment de courbature dont elle se plaignit à sa mère.

La journée se passa sans grande fatigue; mais le soir la malade se sentant plus mal fit mander le médecin.

24 août 1872. Fièvre assez forte, céphalalgie violente, yeux larmoyants, peau chaude et sèche, douleurs dans les reins et les articulations rien à l'auscultation ni à la percussion, soit au cœur, soit aux poumons.

Prescriptions : Sinapismes aux jambes, tisane sudorifique, lotions d'eau sédative sur le front, potion calmante.

Le 25. Diminution de la fièvre, absence de céphalalgie, la sécheresse de la peau a disparu, mais il s'est produit un gonflement des genoux qui sont douloureux; pas d'épanchement. Rien du côté des organes thoraciques. Sur le soir, le pouls prend une légère accélération.

Prescriptions : Frictions sur les genoux avec du liniment ammoniacal camphré térébenthiné. Fomentations sèches aux membres inférieurs. Le matin la malade a pris une limonade Rogé. Pilules de carbonate de fer, vin de quinquina. Le soir un léger mouvement fébrile. Potion calmante, eau de laurier cerise, 8 gr.

Le 26 au matin pas de fièvre, la malade prend deux bouillons. Les genoux sont toujours douloureux, néanmoins un peu moins tuméfiés, les mouvements articulaires sont pénibles ; on sent un léger épanchement, toujours absence de troubles cardiaques ou pulmonaires.

Prescriptions, ut supra. Potion avec 75 centig. de sulfate de quinine.

Les 27 et 28. Sous l'influence du sulfate de quinine, la rémittence vespérale a presque disparu, les genoux sont toujours douloureux et tuméfiés, épanchement à peine perceptible.

Le 29. La journée est très-bonne, la malade n'accuse presque plus de douleur dans les genoux, pas de fièvre vespérale. — Continuation du traitement antérieur, sauf le sulfate de quinine.

Vers les onze heures du soir, la malade est subitement atteinte d'une constriction angoissante, qu'elle définit « comme si on lui serrait les deux seins. » Dyspnée intense, la malade cherche toutes les positions possibles pour éprouver du soulagement ; douleurs précordiale s'irradiant dans le bras jusqu'au milieu de l'avant-bras, fortes palpitations, intermittences dans les contractions cardiaques, puis, lenteur progressive du pouls. Pâleur de la face, refroidissement des téguments et des extrémités, elle éprouve des défaillances très-courtes, il est vrai, faisant craindre une syncope. Les paroles sont brisées, saccadées ; la malade fait de nombreuses inspirations, sans éprouver le moindre soulagement.

Prescriptions. Ventouses sèches sur la région précordiale, inhalations d'éther, potion avec acétate d'ammoniaque 6 gr., sinapismes aux membres inférieurs, frictions sur tout le corps avec de l'alcool camphré.

La malade éprouve quelque soulagement après l'application des ventouses et les frictions, les téguments reprennent leur température normale, le cœur reprend un rythme moins intermittent et plus rapide, la dyspnée est un peu moindre, la douleur précordiale et brachiale est constante.

A minuit, la malade respire plus librement sous l'influence d'une nouvelle application de ventouses sur l'épaule et sur la région dorsale gauche (continuation des inhalations d'éther). Demi-heure après, la malade est couverte de sueurs profuses qui amènent insensiblement la diminution de la dyspnée ; il se produit une réaction fébrile assez intense. La malade se sent brisée.

Le 30. Sur les quatre heures du matin, la malade s'endort d'un sommeil agité, troublé par des cauchemars, la douleur brachiale n'est plus que de l'engourdissement.

De temps à autre, encore quelques palpitations réveillent en sursaut la malade.

Le lendemain à midi, mieux très-sensible ; il ne reste plus qu'un sentiment extrême de lassitude, seulement l'épanchement articulaire sous l'influence des sinapismes a reparu, ainsi que la tuméfaction et la douleur.

Le soir un léger mouvement fébrile.—Potion avec 4 gr. bromure de potassium, 2 pilules de belladone (Trousseau).

Le 31. Amendement dans l'état du malade. — Prescriptions *ut supra.*

1er, 2, 3, 4 et 5 septembre. Même traitement, la malade se lève le 4, les genoux sont encore douloureux et tuméfiés, mais plus d'épanchement.

Le 6. La malade n'a pas encore vu apparaître ses menstrues ; dans la journée, douleur des reins, sensation de pesanteur au bas du ventre. *Prescriptions. Ut supra.*

Le 7. Dans la journée la malade est reprise d'un nouvel accès, mêmes symptômes que dans le précédent, sauf la dyspnée qui est bien moindre. L'accès ne dure qu'une heure au plus, caractérisé surtout par les troubles cardiaques ; à la fin de l'accès, vomituritions et selles copieuses.

Prescriptions : Même traitement que dans l'accès précédent ; une heure après l'accès, potion emménagogue avec tisane d'armoise, q. s., vin emménagogue 30 grammes.

L'accès est bien moins fort que le précédent, les sueurs arrivent ; le soir, mouvement fébrile.

Le 8. La malade voit apparaître ses mentrues, faiblement d'abord, puis avec caillots et coliques, puis assez abondantes.

Prescriptions. Ut supra.

Le 9. Amélioration notable, menstrues continuent.— Fer, vin de quinquina, bromure de potassium, balladone.

Les 10, 11, 12 et 13. Mêmes prescriptions, amélioration continue ; le 12 elle se lève, et le 14 elle peut faire une promenade en voiture.

Les jours suivants, la malade va de mieux en mieux.— Usage du fer et du quinquina, flanelles sur les articulations.

L'état de mademoiselle Marie R... s'est complètement amélioré depuis, elle a éprouvé seulement quelquefois une légère angoisse précordiale et un engourdissement de la région scapulo-brachiale, avec intermittences fugitives dans les contractions cardiaques, mais cela a été tout. La malade a continué longtemps, et reprend de temps à autre son traitement par le bromure de potassium et la belladone.

Depuis il n'y a pas eu de rechutes.

OBSERVATION II.

Henry V..., aide-major stagiaire au Val-de-Grâce, âgé de 25 ans, tempérament lymphatico-nerveux.

Antécédents morbides : rhumatismes, pneumonie, bronchite, etc.

Antécédents de famille : grand'père maternel goutteux; père rhumatisant et atteint d'affection cardiaque. — Rien du côté du cœur ni des poumons, anémie considérable produite par plusieurs atteintes de rhumatisme, se localisant surtout dans les genoux et plus spécialement dans le genou gauche.

20 mai 1872. Je souffrais depuis quelques jours de douleurs rhumatoïdes générales, comme cela m'arrive assez souvent et à chaque variation de temps et de température. Le soir, en rentrant chez moi, je me sentais néanmoins plus libre du côté des articulations. Au moment de me mettre au lit, je fus subitement pris par une douleur précordiale angoissante et une sentation de constriction autour du thorax, suivant les insertions du diaphragme. J'eus à peine le temps d'appeler du secours, et de tomber sur mon lit.

La dyspnée était atroce, les mouvements cardiaques lents, mais réguliers. La douleur précordiale s'irradiait au bras et à l'épaule gauche. J'avais toute ma connaissance, et il me semblait que j'allais mourir par asphyxie. Les mouvements respiratoires se faisaient bien, mais il me paraissait que les poumons ne pouvaient laisser pénétrer l'air. J'étais couvert d'une sueur froide et visqueuse, les téguments et les extrémités étaient refroidis.

Mon ami, M. le Dr M..., interne des hôpitaux de Paris, appelé immédiatement, crut reconnaître un peu de frottement péricardique et me fit mettre 18 sangsues sur la région précordiale.

Traitement. Frictions; potion : eau de laurier-cerise 6 grammes inhalations d'éther, etc.

Je souffris ainsi près de deux heures jusqu'à ce qu'une certaine quantité de sang se fût écoulée. L'accès se termina par une sorte de défaillance pendant laquelle je conservai l'usage complet de mes facultés et pus analyser une sorte de trismus, ainsi qu'un éblouissement accompagné de sensation de vide du cerveau.

Le 21. Rien de nouveau à constater. Lassitude extrême, engourdissement de l'épaule et du bras gauche.

Traitement. Deux bouillons, potion calmante; fomentations sèches aux membres inférieurs redevenus douloureux.

Le 22. Visite de M. le professeur Axenfeld. Pour lui l'affection qui se présentait était purement une névrose, qu'il ne pouvait qualifier n'en ayant pas vu les manifestations. Il m'ausculta et ne trouva aucune trace de péricardite.

Il blâma l'emploi de sangsues et m'engagea à n'user désormais que de dérivatifs moins affaiblissants.

Prescriptions. Fer, quinquina, etc.

Le 22. J'entrai à l'hôpital du Val-de-Grâce où M. le professeur Colin me traita d'après cette dernière méthode, en définissant mon affection : troubles nerveux dus à l'anémie rhumatismale.

Je sortis de l'hôpital le 26 juin ; pendant ce laps de temps j'ai éprouvé quelquefois ce que j'appellerai une aura anginosa, caractérisée par une douleur précordiale sourde et un engourdissement, ou fourmillements dans le bras et l'épaule gauches. Ces symptômes précurseurs cessèrent devant l'usage de ventouses, d'acétate d'ammoniaque, etc.

28 juin. Deux jours après ma sortie, nouvelle crise moins forte, mais caractérisée par un amoindrissement de la dyspnée et l'apparition de symptômes cardiaques, d'intermittences, de palpitations. Notons que ce dernier phénomène avait complètement fait défaut dans le premier accès. Séjour à l'hôpital du 28 juin au 4 juillet.

Traitement. Ut supra. Vésicatoire sur la région précordiale ; potions calmantes à l'eau de laurier-cerise.

Je suis envoyé en congé ; j'ai chez moi deux petites atteintes insignifiantes, résumées en angoisse précordiale, légère dyspnée, et douleur caractéristique du bras et de l'épaule gauches. A mesure que les accès se rapprochent, je constate le prépondérance des troubles cardiaques sur les accidents dyspnéiques et *surtout* l'apparition plus précoce de l'aura anginosa.

Chacune de ces atteintes a coïncidé avec des douleurs rhumatismales plus ou moins fortes précédant l'accès, et auxquelles il succédait par une sorte de métastase.

28 octobre. Nouvel accès, mêmes symptômes que dans les précédents, seulement la douleur constrictive du sternum est remplacée par un sentiment de strangulation exercée à la gorge et sur les muscles de la région postérieure du cou, douleur traversant la poitrine, comme celle que ferait éprouver un coup d'épée : accès se terminant par trismus et sentiment de défaillance déjà décrit.

Vomiturititions et selles copieuses à la fin de l'accès.

Du 28 octobre au 10 novembre : séjour à l'hôpital, traitement tonique ordonné par M. le professeur Colin.

19 novembre. Depuis deux jours, j'éprouvais l'aura anginosa, c'est-à-dire engourdissement de l'épaule et du bras gauches, palpitations, intermittences dans les contractions cardiaques, assez fortes pour me réveiller dans la nuit. Je constate à cette époque l'apparition d'un nouveau symptôme précurseur, qui a été constant dans les accès suivants et m'en a prédit sûrement l'approche : j'éprouvais une sorte de *frémissement cataire* s'irradiant dans les deux hypochondres et sensible à la main. C'est une sensation très-pénible. Dyspnée moyenne, troubles

cardiaques, intermittences, palpitations, sentiment de défaillances plus prononcés.

Traitement. M. le professeur Villemin me traita par les ferrugineux, le quinquina, le bromure de potassium, l'arsenic (liqueur de Fowler).

Sortie de l'hôpital le 17 décembre. Notons un léger accès dans la nuit du 2 décembre. Même traitement de l'accès que dans les précédents ; vésicatoire sur la région précordiale.

27 janvier. Depuis quelques jours mes douleurs rhumatismales avaient reparu. Le 27, pendant toute la journée, j'éprouvai l'aura anginosa accompagnée de ce frémissement cataire déjà défini.

6 heures du soir. Je suis pris d'un accès foudroyant, le plus terrible que j'aie jamais essuyé. Dyspnée atroce, troubles cardiaques (intermittences, palpitations), et de plus, de temps à autre, une sensation d'un gonflement énorme du cœur, d'un violent effort de cet organe, suivi d'un affaissement brusque simulant une rupture. Eblouissements, défaillances très-intenses, vomissements bilieux, selles copieuses, énorme refroidissement des extrémités. Pâleur de la face, bouche sèche et pâteuse, soif ardente. C'est l'accès pendant lequel j'ai eu le plus le sentiment d'une fin prochaine.

Transporté à l'hôpital sur un brancard, j'y subis mon accès jusqu'à deux heures du matin, heure à laquelle M. le professeur Colin, appelé par le médecin de garde, vint me prodiguer ses soins.

Prescriptions : Acétate d'ammoniaque, ventouses sur le dos, la région précordiale, frictions énergiques, boules d'eau chaude. Malgré tous ces soins, je restai plus de deux heures sans pouvoir me réchauffer. A la fin de l'accès, sueurs profuses, réaction fébrile, surexcitation nerveuse. Cet accès est celui qui m'a laissé les plus longues suites, j'ai demeuré en effet dix-huit jours à l'hôpital dans un état d'affaissement impossible à decrire.

27 janvier au 14 février. *Traitement*. Toniques, vésicatoires successifs, ventouses, revulsifs énergiques à chaque apparition de l'aura anginosa.

Sorti de l'hôpital en congé de convalescence jusqu'au 12 mai. Arrivé dans ma famille, séjour d'un mois et demi au lit par suite de rhumatisme articulaire reprenant une forme aiguë. Pas d'accès pendant cette période de temps, sauf quelques troubles cardiaques précédés d'aura anginosa, mais promptement disparus sous l'influence d'un traitement préventif à chaque apparition de l'aura.

Je constate de plus en plus dans ces accès la prépondérance des troubles cardiaques sur les accidents dyspnéiques et surtout la continuation du symptôme précurseur, frémissement cataire dans les hypochondres.

Il est à noter que chaque accès est précédé de douleurs rhumatismales, et qu'après chaque manifestation de l'angine de poitrine je reste atteint de ces mêmes douleurs pendant dix à douze jours.

24 juillet. Nouvel accès foudroyant, mêmes symptômes, seulement après l'accès je reste un mois à ne pouvoir marcher qu'avec des béquilles. Douleurs rhumatismales se maintenant encore aujourd'hui par intervalles.

Le 25. Nouvel accès moindre que le précédent.

Le 26. Nouvel accès, intensité de plus en plus décroissante.

M. Kelsch, professeur agrégé au Val-de-Grâce, m'a traité pendant cette période par le bromure de potassium associé à la belladone. Dans ces derniers accès, j'ai éprouvé une sorte de tiraillement sur le péricarde, comme s'il était lié au diaphragme. Cette dernière sensation se maintient encore à ce jour et se manifeste au moindre effort, à la moindre émotion. Sorti de l'hôpital le 31 août. Depuis lors, grâce au traitement que je continue, je n'ai plus eu d'accès, j'éprouve seulement de temps à autre quelques symptômes d'aura, cédant à l'emploi des révulsifs, emplâtre de thapsia, teinture d'iode, etc. Dans ces symptômes prédomine aujourd'hui le tiraillement péricardique dont j'ai parlé plus haut.

OBSERVATION III.

Salle Sainte-Jeanne, Hôtel-Dieu, lit n° 4.
Service de M. le professeur Béhier.

Le nommé Jules P..., homme de taille moyenne, vigoureux, âgé de 60 ans, profession de mécanicien aux chemins de fer, entre à l'hôpital le 5 avril 1873.

5 avril. A son entrée dans le service, P... se plaint de palpitations accompagnées de douleurs précordiale et brachiale gauche. Ces douleurs et la dyspnée l'ont forcé à abandonner son service. Ces accidents se sont produits lentement, avec des rémissions, sans que le malade puisse leur assigner une origine positive. Il attribue ces crises passagères à des excès de travail, à des efforts. Il a abusé du tabac et contracté la funeste habitude de la chique, qu'il avale ensuite. L'expérience en a été faite séance tenante devant nous; il ingère un volume de tabac ordinaire de la grosseur d'une noix. Pas d'antécédents alcooliques. Attaque de rhumatisme articulaire aigu à l'âge de 16 ans.

Examen du cœur. Bruits dédoublés, intermittences, palpitations. Un peu d'hypertrophie, souffle au premier temps à la base et souffle au deuxième temps et dans le même lieu, donc rétrécissement et insuffisance. Poumon sain.

Aspect général. Type cardiaque dans le facies, arborisations veineuses sur les joues, dans la région de la pommette et sur le nez, paupières œdématiées. Huit jours avant son entrée, le malade nous dit qu'il a souffert pendant la nuit d'une angoisse indéfinissable avec douleur précordiale, s'irradiant dans tout le membre supérieur gauche. Il porte sur la portion gauche du thorax la trace de ventouses scarifiées.

Le 7. Le malade éprouve dans la nuit un accès d'angine de poitrine bien caractérisé. Le matin du 8 il éprouve encore un engourdissement dans le membre supérieur gauche et un sentiment d'oppression.

Traitement. Vésicatoires, fomentations aux membres inférieurs, digitale.

Le 12. Nouvel accès, même traitement. Les troubles cardiaques ont été prédominants. Jusqu'à la fin du mois le malade n'a pas eu de nouvelle manifestation. Il a éprouvé seulement des palpitations et les symptômes de l'aura anginosa.

A la fin du mois, le malade demande son envoi à l'asile de Vincennes. Nous n'avons pas eu de ses nouvelles depuis.

OBSERVATION IV.

Ablart. Thèse inaugurale, 1872.

Tromineur (Christophe), âgé de 35 ans, né à Lampaul, département du Finistère, deuxième maître canonnier, servant d'artillerie de terre, est en congé de réforme, par suite d'une blessure contractée en service commandé.

Cet homme fut pris, il y a déjà quelque temps, entre deux voitures chargées de terre, et blessé assez grièvement dans la région précordiale pour être réformé.

Depuis 1867, c'est à-dire deux ans après la blessure, le malade a ressenti de la gêne, et un peu de douleur au niveau du mamelon gauche.

Aujourd'hui, l'on constate que la pointe du cœur bat sous le bord inférieur de la six ème côte, la percussion démontre un peu d'hypertrophie de cet organe.

A la pointe, l'auscultation révèle un bruit de souffle au premier temps et au deuxième temps : celui qui est entendu au premier temps est plus fort et dédoublé.

A la base, le claquement des valvules de l'aorte n'est pas normal. La main appliquée sur le point où bat la pointe du cœur perçoit un léger frémissement.

A l'auscultation des vaisseaux, on trouve un léger souffle de retour dans les crurales.

A l'examen physique, on constate un peu d'œdème aux membres inférieurs. Pas d'albuminurie dans les urines.

Prescription. Tisane vineuse. Pilules de carbonate de fer. Potion digitalée.

25 avril 1869. Il se déclare une douleur assez vive dans l'épaule gauche, s'irradiant vers la poitrine jusqu'au niveau du mamelon.

Prescription. Ut supra.

Le 26. Même état, douleur moins forte.

Le 27. Id.

Le 28. Quand on applique le doigt sur la pointe du cœur et qu'on applique le stéthoscope vers la base de cet organe, on entend, au niveau et à droite du mamelon, le second bruit assez sensiblement dédoublé et soufflant. Toujours de l'œdème.

1er mai. A l'auscultation, on entend un souffle au deuxième temps à la base, un souffle au deuxième temps à la pointe. Le claquement des valvules auriculo-ventriculaires ne s'entend pour ainsi dire pas. Le cœur après des battements réguliers offre une sorte de faux pas. Le malade accuse toujours une douleur assez vive dans l'épaule gauche, s'exaspérant par les mouvements du bras et s'irradiant dans tout le côté gauche. Cette douleur a été très-vive, le malade a réclamé les soins du chirurgien de garde.

Prescription. Tisane vineuse. Vin de kina, 100 gr. 2 pilules de carbonate de fer. Potion digitalée. 4 ventouses sèches (côté gauche).

Le 2. Les douleurs de l'épaule droite et du côté gauche ont beaucoup diminué. Cette amélioration est due à l'action de dix ventouses sèches appliquées sur le thorax.

Prescription. Ut supra.

Calme complet jusqu'au 7 mai, 6 heures du soir, heure à laquelle le malade s'est encore plaint des autres phénomènes nerveux signalés ci-dessus.

Le 8. La douleur de l'épaule gauche, s'irradiant vers l'épaule et le bras gauche, a presque complètement disparu. Sa disparition a coïncidé avec une gêne assez forte dans les mouvements de la jambe gauche, le testicule correspondant étant le siége d'une douleur vive qui semblait monter vers l'abdomen.

Le 9. Quelques douleurs à la base de la poitrine.

Le 10. La douleur signalée hier a nécessité l'application d'un certain nombre de ventouses sèches, ce qui a amené un soulagement immédiat. Mêmes signes à l'auscultation.

Le 11. Le malade a fait une promenade d'environ 2 kilomètres sans se trouver plus mal.

Le 12. Rien de nouveau depuis hier.

Le 13. A partir de 6 heures du soir, le malade a éprouvé à la date du 12 un point douloureux à l'épaule gauche, qui n'a pas résisté aux ventouses sèches appliquées successivement sur la région précordiale et sur le deltoïde.

Prescription. Ut supra, plus une potion au sirop de codéine.

Le 14. Il y a de l'amélioration; le malade a mieux dormi que les jours précédents, grâce au sirop de codéine administré hier.

Le 15. La douleur signalée à l'épaule gauche devient plus persistante, plus vive; elle se fait ressentir jusqu'au bout des doigts du membre supérieur correspondant. Elle offre ceci de particulier, qu'elle vient tous les jours, à heure fixe, vers six heures du soir, et cède promptement aux moyens dirigés contre elle.

Le 16. Le malade éprouve, pour la première fois, des vertiges qui surviennent quelques minutes après que la douleur sternale a commencé à diminuer.

Le 17. Accès hier soir, les symptômes éprouvés par le malade sont très-caractéristiques. Vers 6 heures du soir, Trumineur ressent une violente douleur au niveau de la pointe du cœur. De là, elle ne tarde pas à s'irradier vers le cou, l'occiput, l'épaule et le bras gauche. Ce dernier était pour ainsi dire privé de mouvements; la respiration devenait très-embarrassée. Quatre ventouses sèches, appliquées à la partie supérieure gauche de la poitrine et sur l'épaule, amènent une amélioration notable et immédiate. Un quart d'heure après, les douleurs surviennent encore, occupant le côté gauche du thorax, mais n'envahissant pas le bras. Leur durée a été plus longue qu'autrefois, la nuit a été très-agitée.

Le 18, six heures du soir. Le malade dit qu'il est aussi agité qu'hier. La région précordiale est douloureuse, le bras gauche n'a pas beaucoup de forces. Les battements du cœur sont tumultueux, irréguliers. La faradisation des parties douloureuses fait presque instantanément disparaître tous les symptômes.

9 heures du soir. Légère amélioration.

19 mai 1869. Les douleurs qui ont disparu hier, sous l'influence de la faradisation, n'ont pas reparu depuis, et le malade dit avoir eu une bonne nuit.

19 mai, le soir. Les douleurs accompagnées d'une grande difficulté à

respirer ont apparu hier vers 6 heures du soir comme d'habitude. Le malade a été faradisé, soulagement immédiat.

Prescription. Tisane vineuse; vin de kina, 60 grammes. Potion : teinture de digitale, 0,30 centigr.; sirop de codéine, 30 gr.

Sulfate de quinine, 1 gr. de 5 à 8 heures du matin.

Potion : sirop de belladone, 30 gr.; éther sulfurique, 1 gr.

Le 20. Sommeil calme toute la nuit dernière, ce matin céphalalgie avec vertiges. Au moment des accès de vertiges, le cœur est pris de battements tumultueux.

Le 20, 5 heures et demie du soir. Les douleurs ont reparu et ont cessé sous l'influence de l'électricité.

Le 31 mai. Hier à 5 heures et demie, le malade a eu son accès qui a promptement disparu sous l'influence de la faradisation.

A 6 heures et demie, l'accès survenait encore, et le malade n'ayant pas permis la faradisation est resté en proie à des douleurs très-vives, occupant comme précédemment le membre supérieur gauche tout entier, le côté gauche du cou et de la tête, ainsi que la région précordiale. Dans les accès qui se sont montrés au début, le maximum d'intensité de la douleur correspondait au mamelon gauche. Actuellement cette région est bien moins sensible que les autres.

Le 21 (sero) 5 heures un quart. Quelques douleurs viennent de se déclarer à la moitié supérieure du membre supérieur gauche. Le pouls s'accélère, il est irrégulier, plein, fréquent, à 108 pulsations par minute. Température normale. La respiration est à 28 en moyenne. Par moments, de fortes douleurs lancinantes se font sentir à l'épaule et principalement dans le creux axillaire. Le malade dit que le début de cet accès est moins violent que celui des jours précédents. Il se plaint vivement des vertiges qui le tourmentent depuis midi. Il est d'ailleurs nécessaire de noter que ces accidents qui se produisent du côté de l'encéphale paraissent intimement liés à l'affection nerveuse. Battements du cœur tumultueux et irréguliers.

5 heures 35 minutes. Temp. axillaire 37°5, pouls à 100, respiration 28.

La douleur du bras a augmenté d'intensité sans avoir gagné l'avant-bras. Légère sensibilité à la région sous-claviculaire gauche, battements du cœur plus énergiques et très-irréguliers.

6 heures. Les douleurs décroissent.

La température est à 37°5. Pouls à 100 pulsations à la minute, respiration 28.

Les bruits du cœur sont toujours les mêmes.

6 heures 10 minutes. Les douleurs diminuent sensiblement sans s'être irradiées.

Nombre de pulsations de la radiale 96, respirations 28, tempér. 37,5.

7 heures trois quarts. Le malade ne ressent plus rien, la respiration est large, le thorax se dilate sans provoquer la moindre sensibili é.

Les bruits du cœur sont plus réguliers.

Prescription. Eau vineuse; vin de kina 60 gr. — Infusion : Poudre de digitale 0,25 centigr. Eau bouillante 120 gr. Sirop de fleurs d'oranger 15 gr. Sulfate de quinine 1 gr. Potion : sirop de belladone 30 gr.; éther sulfurique 1 gr. Faradisation.

Le 22. Vers 11 heures hier, le malade a été pris de douleurs au bras gauche et au côté gauche du thorax. En même temps des nausées suivies de vomissements se déclaraient. Céphalalgie intense, pouls à 92. Le malade a eu des coliques suivies de cinq ou six selles pendant la nuit. Ce matin un peu plus de calme, mais la tête est lourde, l'ouïe est troublée. Pas d'appétit, langue saburrale. Vers la fin de l'accès, les vertiges se sont de nouveau declarés, ainsi que la douleur signalée déjà dans le testicule gauche. Comme on pouvait attribuer les vertiges éprouvés par le malade à l'action du sulfate de quinine, le médicament a été momentanément suspendu.

Le 23. Hier soir vers 6 heures, même accès d'une très-faible durée, suivi au bout de 7 minutes d'une violente céphalalgie, de nausées, de vomissements fréquents.

La faradisation a combattu ces symptômes avec une efficacité remarquable.

Le 24. A l'heure habituelle de l'accès, il n'y a eu hier qu'une faible douleur pendant dix minutes.

Cette douleur n'a pas nécessité l'intervention du chirurgien de garde, et le malade s'est borné à se servir de la potion belladonée. Il n'y a pas eu de palpitations, le sommeil a été bon pendant la nuit.

L'état des voies digestives s'est amélioré, la langue s'est nettoyée, l'appétit est revenu.

Des battements du cœur conservent les mêmes caractères qu'au début.

Le 25. Le malade a ressenti hier à 5 heures et demie une douleur vive dans l'épaule gauche. Dans le but de prévenir l'accès qui allait sans doute se déclarer, on a fait usage de l'appareil électrique pendant dix minutes jusqu'à cessation complète de la douleur. La nuit a été bonne.

Le 26. Nouvel accès hier soir. Douleur très-vive dans la région précordiale avec irradiation vers le côté droit.

Les urines ne contiennent pas d'albumine.

Le 27. Vers 6 heures du soir, le malade a ressenti un très-léger accès qui n'a duré que dix minutes. Il est mis exeat pour aller se présenter au conseil de réforme à Quimper.

Le 28. Sorti hier, le malade arrivé en ville, malgré une marche lente et très-douce, a été pris d'un accès de suffocation. Il a perdu connaissance et, transporté chez lui, il rentre de nouveau à l'hôpital. A l'auscultation, on constate un souffle rude à la pointe et au second temps et un bruit de souffle au deuxième temps à la base. 5 heures du soir.

Douleurs vives aux deux membres inférieurs qui ne sont pas assez forts pour soutenir le malade. La faradisation rétablit le calme.

Le 29. Les douleurs ont reparu aux membres inferieures vers 10 heures du soir pour disparaître vers 5 heures du matin,

Soir. Les jambes sont d'une faiblesse telle qu'elles ne peuvent plus supporter le poids du corps.

Analgésie, anesthésie.

L'immobilité complète soulage le malade.

Le 30. Pas d'attaque d'angine hier. Même état de faiblesse.

Le 31. Hier à 6 heures et demie, il y a eu une douleur très-modérée à la région précordiale pendant dix minutes. Elle a cessé spontanément. Un peu de toux avec expectoration séro-muqueuse.

1er juin. Douleur assez vive partant de la racine du bras gauche et s'irradiant jusqu'à l'extrémité des doigts. Durée, un quart d'heure. Lorsque la douleur a cessé dans le bras gauche, elle s'est déclarée avec violence dans la région du cœur. De ce point elle a passé du côté droit, a successivement envahi le cou, la tête et en dernier lieu les membres inférieurs.

Le calme est revenu après une heure de souffrances.

Le 2. Points très-douloureux aux deux épaules.

Le 3. Le malade se condamne depuis hier à l'immobilité la plus complète.

Pesanteur douloureuse depuis ce matin à la base de la poitrine en avant. Un peu de congestion pulmonaire.

Le 4. Pas d'attaque hier. Bon sommeil. Toujours de la douleur à la base de la poitrine.

Le 6. Bon sommeil jusqu'à minuit; mais à partir de ce moment, le malade est en proie à des douleurs fixes qui entourent le thorax.

(Soir). Les douleurs devenant très-fortes vers 7 heures du soir, on a appliqué un grand nombre de ventouses.

Le 7. Les ventouses appliquées hier n'ont pas amené un soulagement immédiat et durable.

A 7 heures et demie, nouvelle attaque, le bras gauche est inerte e semble paralysé. La nuit a été très-agitée.

(Sero). Le malade souffre beaucoup de la poitrine : infiltration du scrotum, œdème des membres inférieurs.

Pas d'albumine dans les urines.

Le 8. Le malade accuse ce matin des douleurs intolérables qui font principalement ressentir au cou, aux bras et aux membres inférieurs.

Faiblesse extrême. Sensations de fusées d'eau froide parcourant le rachis.

Anesthésie et analgésie des téguments.

La peau dévient froide, se couvre d'une légère sueur.

La circulation se fait encore assez régulièrement.

(Sero). 6 heures et demie. Accès qui a debuté par une douleur dans la clavicule gauche et dans le deltoïde.

Douleurs abdominales avec tympanisme.

Pouls à 68.

Jusqu'à minuit le malade a dormi tranquillement. A minuit 25 min. il a appelé l'infirmier pour l'aider à s'asseoir sur son lit. Au premier effort opéré pour le mettre dans cette position, Tromineur pousse un cri déchirant et retombe inerte sur son lit.

Autopsie pratiquée quinze heures après la mort.

1° *Aspect extérieur.* — La face est légèrement cyanosée, œdème et infiltration des membres inférieurs et de tout le tissu cellulaire. Constitution vigoureuse, pâleur des téguments, tempérament lymphatico-sanguin.

2° *Cavité crânienne.* — Il y a un léger épaississement des membranes dans les parties supérieures, congestion des vaisseaux.

3° *Cavité thoracique et abdominale.* — A l'ouverture de la cavité abdominale, issue d'une quantité moyenne de sérosité citrine.

La cavité intra-péritonéale contient deux litres de ce liquide. Les intestins offrent une coloration rosée et sont distendus par les gaz.

Le péritoine est épaissi, sa surface est lisse.

L'épiploon contient une quantité moyenne de tissu graisseux, fluide et jaunâtre.

Le foie est augmenté de volume, congestionné et cyanosé.

Le cœur paraît triplé de volume, les poumons semblent normaux et n'ont point d'adhérence avec les plèvres.

On remarque un léger degré de péricardite.

Le sternum est cassant à sa partie supérieure, il y a ossification avancée des cartilages costaux et des articulations chrondro-sternales supérieures.

Les organes thoraciques et abdominaux sont enlevés par renversement depuis le niveau de la trachée qu'on a coupée.

Examen sur place des organes de la cavité abdominale.

Les reins sont augmentés du tiers environ de leur volume; ils sont rouges, congestionnés, d'un tissu dense et facilement déchirable.

Les surfaces de section présentent le même aspect et la même consistance.

La rate est augmentée de volume dans la proportion du tiers environ. Elle est de consistance dure, comme granuleuse à sa superficie, d'une légère coloration lie de vin.

La section fait voir un degré avancé de congestion, son tissu est friable et crie fortement lors de la cassure. On peut évaluer son poids 4 ou 500 grammes.

Le foie est augmenté de volume et pèse environ 2 kil. 500 gr. Les surfaces de section montrent et présentent des points jaunes, attestant la dégénérescence graisseuse partielle.

La vésicule biliaire renferme une grande quantité de bile poisseuse. On y remarque même de la cholestérine en assez grande abondance.

I. *Examen sur place des organes de la cavité thoracique.* — Les poumons sont très-volumineux, surtout celui du côté droit, et renferment tous les deux de l'écume bronchique en grande quantité.

Il y a de l'emphysème pulmonaire au bord inférieur et antérieur du poumon droit et de l'engouement fœtal à la partie postérieure. Les deux poumons offrent une teinte biliaire. Le péricarde est aussi teinté par la bile, ainsi que la surface du cœur; et dans deux ou trois endroits du péricarde, on constate une induration hypertrophique.

II. *Examen du cœur.* — Le cœur est volumineux, d'un poids de 710 gr. Après avoir été complètement débarrassé des caillots qu'il contenait, après avoir été soigneusement privé de son enveloppe péricardique et lavé à plusieurs eaux, sont restées attachées au cœur : toute la crosse de l'aorte, l'artère pulmonaire jusqu'à sa bifurcation. Avant ce nettoyage du cœur, fait pour la pesée, voici ce que l'on constate à l'examen de cet organe :

L'ouverture de l'aorte y fait découvrir un fort caillot assez mou et récent, contemporain de la mort dans sa formation. Une fois ce caillot chassé du vaisseau, il est facile de constater l'insuffisance aortique en versant par la partie supérieure de l'eau qui passe très-facilement dans le ventricule gauche. D'ailleurs, l'œil aperçoit très-bien sur la partie supérieure de l'orifice aortique un tractus d'environ 6 à 7 millimètres de diamètre.

Le ventricule gauche contient dans sa cavité un très-volumineux caillot de sang, gelée de groseille pouvant être évalué à un grand verre ordinaire. Les parois ventriculaires gauches sont triplées d'épaisseur.

Les valvules de l'orifice mitral sont épaissies modérément et hypertrophiées.

Pas de lésions sensibles à cet orifice.

Le ventricule droit n'arrive qu'à la moitié de la hauteur du ventricule gauche auquel il est, pour ainsi dire, suspendu. Sa cavité est à peine le tiers de celle du ventricule gauche. Ses parois sont aussi un peu hypertrophiées. Rien à noter du côté des orifices du cœur.

L'aorte, outre les lésions ci-dessus indiquées, offre un épaississement considérable de ses parois.

La portion du péricarde qui la recouvre est triplée d'épaisseur, rougeâtre, indurée. La membrane interne de ce vaisseau est le siége d'une endartérite très-prononcée. Elle consiste en une altération hypertrophique générale avec des plaques dures en certains points et de petites ulcérations vers la partie supérieure de la crosse de l'aorte.

Cette altération pathologique paraît ancienne et doit, sans doute, remonter à une époque plus avancée.

Les orifices des artères coronaires sont, surtout le gauche, rétrécis et peu en rapport avec le calibre des vaisseaux qui ont été dilatés par l'hypertrophie cardiaque.

L'altération hypertrophique des valvules sygmoïdes aortiques consiste dans des néo-formations de dépôt fibrineux et dans une prolifération de jeunes cellules avec un commencement d'ossification.

La dissection minutieuse du péricarde et de la région où est situé le plexus cardiaque fait voir une grande quantité de ganglions lymphatiques, hypertrophiés et indurés qui occupent tout l'espace compris entre l'aorte, la branche droite de l'artère pulmonaire et le canal artériel.

Ces ganglions ont dû comprimer, en les englobant dans leur masse, les nerfs du plexus et le ganglion de Wrisberg. C'est de cette manière que l'on peut encore expliquer les accidents nerveux présentés par le malade.

Examen microscopique. L'examen microscopique des fibres musculaires du cœur fait voir qu'elles sont considérablement augmentées de volume (moitié environ), et qu'elles ont subi la dégénérescence graisseuse.

Viguier.

Examen du foie. Transformation graisseuse.
Reins. Même altération.

OBSERVATION V.

Union médicale, mardi 10 juin 1873.
Leçons de M. Peter sur les maladies du cœur.

Pour cette observation je reproduirai exactement la leçon du savant professeur.

Le 8 mars 1873, entrait à l'hôpital Saint-Antoine, dans mon service, un homme en proie à toutes les tortures de l'angor pectoris. Il était atteint d'une oppression formidable, de douleurs vives au lieu d'élection que vous connaissez, avec rayonnements sur le nerf phrénique gauche; d'une pâleur extrême, il était sous le coup de lipothymies répétées, imbriquées, selon l'expression si heureuse de Trousseau, et semblait près de sa fin. Mon interne, M. Andral qui ne méconnut pas, avec raison, les symptômes d'angine de poitrine, se hâta d'appliquer des ventouses scarifiées au devant du sternum, et aussitôt le malade fut considérablement soulagé. Le lendemain, à la visite, je fus frappé de la nature de son pouls, qui était vibrant, un peu dicrote, et avait tous les caractères de l'insuffisance aortique. En rapprochant de la nature du pouls les symptômes observés, je dis, avant même de pratiquer l'auscultation : cet homme est atteint d'insuffisance aortique, par suite d'aortite qui elle-même a donné lieu à la névrite cardiaque. Je pressai alors sur certains points d'election au niveau du sternum à la jonction des deux pièces, dans les espaces intercostaux sur le trajet du phrénique, etc., et je déterminai une douleur assez vive. J'auscultai et je trouvai un souffle au premier temps et un autre au deuxième, dans la région sus-mamelonnaire. Il n'y avait donc plus de doute possible, et le diagnostic devait être ainsi formulé : *Insuffisance aortique et névrite cardiaque par aortite.* Quant au souffle du premier temps, je le rapportai plutôt à l'altération des parois de l'aorte qu'à un rétrécissement aortique des moins vraisemblables.

L'histoire étiologique de notre malade devait aussi nous donner la clef des accidents observés : c'était un peintre en bâtiments qui avait servi pendant le siége et pendant la commune, et qui s'était adonné à tous les excès de l'alcoolisme et du tabagisme. Il n'avait jamais eu d'attaques de rhumatisme articulaire aigu. Jusque vers le mois de mai 1872 il n'avait encore rien éprouvé, quand, à cette époque, il fut pris de palpitations très-pénibles. Vers le mois de décembre d'autres troubles fonctionnels surgirent; il éprouva notamment une grande oppression, pour laquelle un médecin appelé prescrivit une potion et un vésicatoire sur le devant de la poitrine. Sa santé se rétablit incomplètement, et à partir de cette époque, ses nuits furent agitées, constamment troublées par des rêves pénibles et des cauchemars. Trois mois se passèrent ainsi, et le malade, qui ne pouvait plus travailler, entra donc dans notre service, en proie à toutes les angoisses de la névrite cardiaque.

La palpation de l'artère radiale, puis le tracé sphygmographique du pouls; l'auscultation du cœur, m'avaient déjà averti sur le diagnostic; poussant plus loin mon examen, je percutai l'aorte qui mesurait 6 centimètres 3/4, et l'autopsie confirma a peu près mon examen, puisque l'aorte mesurée atteignait 7 centimètres.

Le malade était atteint d'une *maladie de l'aorte* et non d'une maladie de cœur, puisqu'il y avait une dilatation aortique. De plus, le cœur, et surtout le ventricule gauche était hypertrophié. Toutes ces altérations étaient consécutives à une lésion qui primitivement avait intéressé l'endartère pour atteindre ensuite les deux tuniques externes, et qui avait été causée, sans nul doute, par les excès alcooliques et l'abus du tabac.

Le malade alla de mal en pis dans les jours qui suivirent, et malgré les vésicatoires qui furent appliqués, malgré l'administration du chloral, je n'ai pu arriver à une amélioration durable.

Vers la fin de la vie, les deux bases pulmonaires étaient le siége de râles qui devinrent plus fins, plus nombreux, plus étendus, qui furent accompagnés de respiration soufflante, de frottements pleuraux.

Dans les trois derniers jours, les extrémités inférieures s'œdématièrent, les accès d'angine de poitrine se rapprochèrent davantage, et le malheureux malade mourut rapidement, en proie à de l'oppression, à l'angoisse respiratoire et à ces douleurs si violentes qui caractérisent la névrite cardiaque. Il mourut, non par syncope, mais par l'intensité même de la dyspnée.

Nous avons fait l'autopsie le matin même, et nous avons trouvé les lésions suivantes, sur lesquelles je vous prie d'arrêter un instant votre attention. Le péricarde est entièrement soudé au cœur par des adhérences anciennes et d'autres manifestement plus récentes que je détache devant vous. Il en résulte que l'on croirait, à première vue, à l'absence du péricarde, et ce n'est qu'avec la plus grande difficulté qu'on parvient à le séparer du cœur.

C'est là un cas de péricardite sèche généralisée de *symphyse cardiaque*, comme disent les Allemands. Il résulte de cette généralisation de l'inflammation péricardique que le plexus nerveux avait dû subir une influence funeste et devenir malade à son tour. La partie externe du péricarde avait contracté des adhérences avec la plèvre médiastine et le diaphragme ; et les nerfs phréniques, ainsi que les nerfs du plexus cardiaque, étaient enfouis dans cette atmosphère inflammatoire, l'aorte était profondément altérée ; le doigt, introduit dans l'orifice aortique, sentait une induration considérable des valvules sigmoïdes, lesquelles étaient ratatinées et incapables de se rapprocher par leur bord libre. Il n'y avait pas de rétrécissement à l'orifice, au contraire, l'aorte avant d'être incisée mesurait 7 centimètres ; elle était donc dilatée : la paroi interne était malade dans presque toute sa partie ascendante : on y remarquait des plaques athéromateuses et calcaires, surtout aux points d'élection que je vous ai signalés.

Quant aux nerfs cardiaques, ils seront l'objet d'un examen spécial, dont les résultats vous seront exposés dans une prochaine leçon.

2e PARTIE.

Je dois à la bonté de M. le professeur Peter la primeur de la fin de cette observation.

M. le Dr Huchard a bien voulu me communiquer le manuscrit de l'examen micrographique des lésions nerveuses, examen qui doit paraître incessamment dans l'*Union médicale*. Je saisis avec empressement cette occasion de témoigner à M. Peter ma reconnaissance, ainsi qu'à M. le Dr Huchard qui a bien voulu me communiquer les deux observations suivantes.

EXAMEN MICROGRAPHIQUE.

Leçon de M. le professeur Peter. Nous laissons la parole à M. Peter

« Je n'ai pas besoin sans doute de vous rappeler la structure anatomique des nerfs, et vous savez fort bien que lorsqu'on pratique la section d'un nerf mixte on trouve à la surface des faisceaux des tubes nerveux dans l'axe desquels on voit un pointillé assez fin. Ces tubes sont entourés de cercles concentriques, une gaîne conjonctive relie tous les faisceaux nerveux : c'est le périnèvre ; une autre gaîne de même nature entoure les tubes nerveux : c'est le névrilème. Les nerfs cardiaques et phrénique du malade en question ont été plongés dans l'acide chromique, et leur examen microscopique démontre d'abord que la surface de section n'est pas régulière, qu'il existe certainement une altération dans leurs contours, et que surtout la lésion principale consiste dans une prolifération abondante du tissu conjonctif. En nombre d'endroits,

à la place des tubes nerveux, on constate des vacuoles, de vastes la-
cunes, et l'on y trouve du tissu granulo-graisseux, lequel manque à
l'état physiologique. Le tissu conjonctif qui relie les divers tubes nerveux est donc hypertrophié et altéré, enfin on voit çà et là des cellules
plasmatiques de récente formation, c'est-à-dire qu'on rencontre à cet
examen des lésions de date récente et de date reculée; à celles-ci se rap-
portent les éléments granulo-graisseux, à celles-là les jeunes cellules
de prolifération. Or, il est difficile de trouver rien qui soit plus pro-
bant au point de vue des lésions névritiques du plexus cardiaque. Cet
homme avait, comme lésions anciennes visibles à l'œil nu, une aortite
(dont l'altération des valvules sygmoïdes était la conséquence) et une
lésion chronique du péricarde ; le tout par alcoolisme et tabagisme chro-
niques; et il présentait comme lésion récente cette adhérence générale
du péricarde au cœur, cette symphyse cardiaque aiguë dont je vous ai
parlé. Je dis aiguë, car les fausses membranes molles, fragiles, d'où
j'ai énucléé le cœur devant vous ne dataient pas d'un très-long temps.
Or, cet homme avait éprouvé antérieurement à son entrée à l'hôpital,
des accidents douloureux analogues à ceux pour lesquels il était venu
demander notre secours, et à l'intensité graduelle desquels il avait
fini par succomber. Eh bien, les altérations granulo-graisseuses des
nerfs, sont le témoignage d'une lésion autrefois aiguë, actuellement
chronique, et contemporaine des lésions également devenues chroni-
ques de l'aorte et du péricarde. A ces lésions, maintenant granuleuses,
se rapportaient les douleurs d'autrefois; de même les cellules conjonc-
tives plus récentes, observées dans le tissu nerveux, se sont produites
en même temps que la *péricardite symphysiaque*, et c'est cette névrite
actuelle qui a determiné les accidents douloureux observés par nous,
cet angor pectoris à accès subintrants. Ainsi, l'altération nerveuse que
je vous ai signalée comme caractéristique de ce que j'appelle l'angine de
poitrine *névritique* n'a pas manqué dans ce cas particulier.

OBSERVATION VI.

M. le Dr Huchard a bien voulu m'en faire la communication, je le prie de recevoir mes remerciements les plus sincères.

M. Huchard donna ses soins à une femme atteinte de pleurésie purulente et qui présentait vers la fin de sa vie des douleurs presque conti-
nues dans la poitrine, principalement au niveau du sternum, au cou en
dedans du sterno-mastoïdien, à l'épaule, au bras et à l'avant-bras gauches, sur le trajet du nerf cubital. Elle eut même plusieurs fois dans
la journée de véritables crises douloureuses avec oppression, sensation

d'angoisse particulière, respiration précipitée, cyanose. Mais il est bon de remarquer que la pleurésie était du côté gauche; or, comment expliquer ces accidents d'origine de poitrine, *de névrite cardiaque et phrénique?* On doit penser qu'il s'était produit par propagation de l'inflammation un peu de péricardite secondaire (cependant à l'auscultation i n'a jamais été perçu de bruit anormal), et consécutivement une inflammation des nerfs cardiaques et phrénique. Ou bien encore, puisqu'il n'a pas été constaté de signes de péricardite durant la vie, n'y aurait-il pas simplement une inflammation du nerf phrénique gauche et consécutivement une inflammation des nerfs cardiaques? Ce sont deux hypothèses à discuter. Dans tous les cas, cette observation m'a paru très-intéressante à citer, parce qu'on n'a pas encore constaté, que je sache, des accidents d'angine de poitrine survenant dans le cours d'une pleurésie purulente, et cette observation serait inexplicable dans la théorie de M. Peter, qu'elle confirme.

CONCLUSIONS.

De l'ensemble de cette discussion, je tirerai les conclusions suivantes :

1° Il y a deux sortes d'angines de poitrine : l'une liée à des lésions cardiaques ou aortiques, et peut-être même pulmonaires et gastriques, qui est le résultat de la propagation de l'inflammation, de quelque source qu'elle vienne, aux nerfs cardiaques et phrénique :

2° L'autre n'est qu'une névralgie, soit inhérente au tempérament de l'individu, un névropathe par exemple, soit due à des conditions passagères de l'organisme résultant de l'abus du tabac, du café, du thé, de l'alcool, etc. Dans cette classe l'on voit la névralgie, angine de poitrine, alterner avec d'autres névralgies (faciale, cubitale, etc.) ou qui vient confirmer son caractère purement névralgique.

3° Pour moi, certains cas de cette dernière classe ne seraient autre chose que des manifestations de la diathèse rhumatismale. Nous voyons, en effet, le rhumatisme produire toutes sortes de névralgies, faciale, sciatique, cervicale, etc. Le rhumatisme se transporte d'un nerf à l'autre, d'un muscle à l'autre avec la plus grande facilité : pourquoi les nerfs du plexus cardiaque et le phrénique seraient-ils exempts de cette affection morbide ? L'angine de poitrine ne saurait-elle être, soit un rhumatisme musculaire du cœur, ayant son reflet sur le plexus cardiaque, ou inversement l'angor pectoris n'est-elle pas simplement la manifestation du rhumatisme sur le plexus lui-même ?

Ce sont là des façons de voir que je livre à l'appréciation de mes juges ; je compte sur leur indulgence pour excuser ce qu'il peut y avoir de téméraire dans mes conclusions.

A. [illegible] M.-le-Prince, 31.

www.ingramcontent.com/pod-product-compliance
Lightning Source LLC
LaVergne TN
LVHW011955160826
845678LV00002B/559

* 9 7 8 2 3 2 9 6 8 3 4 9 2 *